T0135400

V&R unipress

Joseph Richter

Freie Fundamente

Wissenschaftstheoretische Grundlagen für eklektische und integrative Theorie und Praxis

Mit 2 Abbildungen

V&R unipress

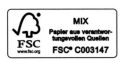

Bibliografische Information der Deutschen Nationalbibliothek

Die Deutsche Nationalbibliothek verzeichnet diese Publikation in der Deutschen
Nationalbibliografie; detaillierte bibliografische Daten sind im Internet über
http://dnb.d-nb.de abrufbar.

ISBN 978-3-89971-866-9
ISBN 978-3-86234-866-4 (E-Book)

© 2011, V&R unipress in Göttingen / www.vr-unipress.de
Alle Rechte vorbehalten. Das Werk und seine Teile sind urheberrechtlich geschützt. Jede
Verwertung in anderen als den gesetzlich zugelassenen Fällen bedarf der vorherigen
schriftlichen Einwilligung des Verlages. Hinweis zu § 52a UrhG: Weder das Werk noch seine
Teile dürfen ohne vorherige schriftliche Einwilligung des Verlages öffentlich zugänglich gemacht
werden. Dies gilt auch bei einer entsprechenden Nutzung für Lehr- und Unterrichtszwecke.
Printed in Germany.
Titelbild: Freehouse (www.lezard-eco.com)
Satz: Joseph Richter
Druck und Bindung: CPI Buch Bücher.de GmbH, Birkach

Gedruckt auf alterungsbeständigem Papier.

— Für JAH —

Gewidmet Angelika Zierk

INHALTSVERZEICHNIS

Sage mir, welche Pronomina oder Variablen du gebrauchst,
und ich sage dir, an welche Ontologie du glaubst.
Du willst diesen deinen Glauben rechtfertigen?
Du versuchst vergeblich, den Verteidiger
in einem anderen Prozess zu spielen:
Was du verteidigst, kommt auf die selbe Anklagebank.

— Wolfgang Stegmüller (1969, 451) —

VORWORT

Der eigentliche Ursprung zu dieser Arbeit liegt in dem
Versuch, innerhalb eines anderen Buches ein Problem zu
lösen. Das Buch selbst war zu diesem Zeitpunkt – Win-
ter 2007 – bereits zu gut ¾ fertiggestellt. Doch es fehlte
noch eine plausible Argumentation, wie sich systemisch-
konstruktivistische und verstehende Theoriefamilien beides
wichtige Fundamente des im Buch beschriebenen Konzepts
– vertrugen. Sollten beide »Traditionen« einfach postmodern
pluralistisch oder eben eklektisch nebeneinander gestellt
werden, oder könnte man sie integrieren?
Jürgen Seewald riet mir damals, mich nach einer analytischen Diskussion beider Positionen, für eine von beiden zu
entscheiden. Das jedoch konnte ich nicht, da mir die Nachteile jenes Vorgehens, gegenüber dem kleinen Vorteil vermeintlicher theoretischer Konsistenz, deutlich überwogen.
Es musste also einen anderen Weg geben, einen Weg mithin,

13

der Befriedung, Aussöhnung, der letztlich also Integration schafft. Diese Idee war nicht neu für mich, vielmehr trieb sie mich bereits gut acht Jahre um. Viele Versuche hatte ich bis dato bereits durchgespielt, viele Bücher und Aufsätze hatte ich schon gelesen, doch einen wirklich befriedigenden Ansatz eines Weges, konnte ich eben nirgends entdecken. Überall jedoch war und ist von integrativer (Psycho)-Therapie zu lesen, immer wieder die Forderung nach eklektischer, integrativer oder eben allgemeiner (Psycho)-Therapie laut geworden. Immer wieder hieß oder heißt es dann aber, dass sei aus den unterschiedlichsten Gründen eben nicht möglich, in erster Linie, da sich die Therapieschulen in ihren theoretischen – und daran geknüpft methodischen – Grundannahmen widersprechen.

Genau das selbe Schicksal – wenn auch in einem viel kleineren Maßstab – trifft den psychomotorischen Wissenschafts- und Praxisdiskurs; sind hier doch die gleichen Theorien und ähnliche Methoden zur Diskussion gestellt. Im Unterschied zur Psychotherapie jedoch, werden Psychomotoriker in allen Ansätzen – so gut es geht – ausgebildet, sie müssen mit deren Widersprüchen also anders umgehen lernen, da sie sich zumindest während der Ausbildung – aber in der Regel auch danach – nicht so einfach einer einzigen Schule bzw. einem einzigen Ansatz verschreiben können[1]. Sie sind eben Motopäden oder Motologen, also nicht analog zu Psychoanalytikern, systemischen Therapeuten oder Verhaltensthe-

---

1 Im Vergleich zur Psychotherapieausbildung, welche nach Therapieschulen getrennt vorgenommen wird, werden Psychomotoriker in allen Ansatzgruppen gleichermaßen ausgebildet. Da trotz getrennter Ausbildungen ca. 90% der praktizierenden Psychotherapeuten angeben, methodenintegrativ zu arbeiten (Kriz, 2005), kann wohl erst recht für die Psychomotorik angenommen werden, dass praktizierende Psychomotoriker eklektisch arbeiten (Knab, 2007).

14

rapeuten, psychoanalytische (oder allgemein verstehende), systemische oder kognitive Psychomotoriker.

Sowohl in der Psychotherapie, als auch in der Psychomotorik ist also der Ruf nach einem – wenn man so will – von Schulen und Ansätzen unabhängigen theoretischen Modell, einem Modell mithin, welches Integration auf allen Ebenen ermöglicht, noch immer nicht erhört. Darum dieses Buch.

Wie gesagt, die Idee zu dem Buch entspringt aus einem anderen Buchprojekt. Eigentlich sollte es nur ein Kapitel in diesem werden. In unzähligen – in der Regel aufgeheizten – Diskussionen zur Grundidee, wurde jedoch immer deutlicher, dass es ein eigenes Projekt werden musste. So nun liegt mit diesem Buch ein fertiges Modell zur wissenschaftstheoretischen Grundlegung integrativen und eklektischen Vorgehens in Theorie und Praxis vor. Hierzu sei aber noch folgendes gesagt: Auch wenn das Modell hier am übersichtlicheren Rahmen der Psychomotorik entfaltet wird, so ist es in seiner Form so formal und abstrakt, sodass es neben der Gültigkeit, welche es für die Psychomotorik (z.B. als Metatheorie) hat, auch als Grundlage einer integrativen oder allgemeinen Psychotherapie dienen kann. Dies trifft genauso auch auf die Diskussionen zur Ganzheitlichkeits-Debatte, als auch zur Verstehen-Erklären-Kontroverse zu. Die Arbeit erhebt in ihren Grundlagen also einen allgemeinen Anspruch.

Zwei Bemerkungen vorweg

ERSTE BEMERKUNG. Die in diesem Buch ausformulierten wissenschaftstheoretischen Grundlagen werden bei dem einen oder anderen mehr oder weniger Verwirrung, Unsicherheit, mitunter auch Angst stiften, da sicher Geglaubtes zwischen den Zeilen zerrinnt. Gerade bezüglich der Desillusionierung eines absolut Gedachten ersten Grundes, eines Kriteriums also, welches nicht weiter bezweifelt werden kann oder welches als *ein*eindeutig gelten sollte, stellt sich bei dem einen oder auch anderen, vielleicht Unbehagen ein. Und genau dies scheint besonders modern denkende – aber durchaus auch postmodern inspirierte – Wissenschaftler, im übertragenen Sinne, dazu zu bewegen, die Hände über dem Kopf zusammenzuschlagen und »Blasphemie« zu rufen. Man könne doch ohne eine solche »prima causa« unmöglich Wissenschaft betreiben[2]. Alles wäre doch dann beliebig, alles Denk- und Gangbar. Das aber kann dann doch keine Wissenschaft mehr sein, wie wolle man denn dann noch Wissenschaft von Glauben unterscheiden?

Nun, ist meine Antwort, anders sicher als über Glaubenssätze (Dogmen). Denn eine auf Dogmen aufbauende Wissenschaft, welche zu hinterfragen verboten ist, ist selbst keine Wissenschaft, zumindest dann nicht, wenn Wissenschaften noch nach Erkenntnisgewinn streben und nicht nur nach bloßer Sicherheit trachten. Gerade Wissenschaft verlangt von Anbeginn nach einem freien, reflektierten, kritischen Geist, und nur solch Geist kann Aufklärung leisten – ein wesentlicher Beitrag der Wissenschaft.

Doch zur Beschwichtigung sei folgendes gesagt: Auch wenn mit diesem Buch keine Sicherheiten geliefert werden können, ja diese nachgerade als »Illusion« demaskiert werden, so spricht dies nicht gegen einen (technischen oder praktischen) Nutzen von Wissenschaft. Sie ist also selbst

---

2 Es findet nur sukzessive Einlass in die Psychomotorik, dass Wahrheiten Illusionen sind. Zu verdanken ist dies einerseits Seewalds (1992) leibphänomenologischer Orientierung, aber viel stärker noch – da expliziert – Balgos (1998) Einführung systemisch-konstruktivistischer Positionen. Allerdings blieb dies bis heute ein Positionenstreit und keine Grundlagendiskussion, da aus den angestammten theoretischen Positionen argumentiert wurde.

dann noch kein bloßes philosophisches Grübeln, ohne hilfreich zu sein. Denn Wissenschaft kommt auch ohne einen *unabhängig* absoluten Grund aus. Es braucht schlicht nur akzeptiert zu werden, dass für alle Wissenschaft und Philosophie mindest *eine* metaphysische Entscheidung getroffen werden muss (Stegmüller, 1969); es ist quasi eine Frage des Glaubens an die Wahrheit und keine des »absolut sicheren« Wissens (Ernst, 2007). Ist diese erste Entscheidung erst einmal getroffen, zwingt dies nicht *per se* dazu, die Wissenschaft vom Grunde her neu zu bauen. Prinzipiell muss sich nämlich garnichts an den Methoden, den Erkenntnissen oder aber an der Bedeutung bzw. dem Zweck unserer Philosophien und Wissenschaften ändern. Einzig die Haltung hierzu ändert sich. Jene aber eröffnet ungeahnte Möglichkeiten und dennoch: es bleibt nur die Evidenz (ebd.).

Aufgrund dieser Evidenz kann dann entschieden werden, welche Erkenntnisse und Theorien (z.B. Phänomene) besser zu erklären und vorherzusagen vermögen als andere. Einzig die Garantie, dass es »wahrhaftig« so (war), nur so (war) und immer so sein wird, wäre dann nicht mehr gegeben. Und darum *glaube* ich auch, dass ich von einem Auto überfahren werden würde und sterben müsste, wenn ich mich von einer Brücke auf die A7 werfe. Doch garantieren kann mir niemand, dass es so sein wird; auch kann es nicht garantiert werden, dass es wahrhaftig eingetroffen ist. Aber auch zu dieser Art des Denkens bleibt nur Glaube als letzte Instanz. Doch hierzu später mehr.

Zweite Bemerkung. An vielen Stellen wird man sehen können, dass auch meine intellektuelle Sozialisation nicht im luftleeren Raum stattgefunden hat. So mag es dann auch passieren, dass einige meiner Gedanken auf andere Denker hinweisen, welche im Text jedoch (unbeabsichtigt) nicht explizit gekennzeichnet wurden. Und genau aus diesem Grund soll mit Ludwig Wittgenstein schon vorweggenommen werden: »Wieweit meine Bestrebungen mit denen anderer Philosophen zusammenfallen, will ich nicht beurteilen. Ja, was ich hier geschrieben habe macht im Einzelnen überhaupt nicht den Anspruch auf Neuheit« (Wittgenstein, 1922/2003, 7).

Verschlungene Pfade

Weshalb die vorliegende Untersuchung theoretisch arbeitende Wissenschaftler interessieren sollte, liegt auf der Hand, da sich Wissenschaftlichkeit über theoretische (logische) Konsistenz und Überprüfbarkeit definiert. Sonach können nur solche Theorien integriert werden, welche sich weder im Einen noch im Anderen ausschließen, da widersprechen. Doch warum sollte die vorgelegte Arbeit auch einen Praktiker – wie ich ebenso einer bin – interessieren? In der Regel schert sich der Praktiker nämlich nicht um wissenschaftliche Konventionen, sondern sucht entweder – ganz pragmatisch – nach dem Passenden, oder handelt nach seinen eigenen Überzeugungen. Um also eine Antwort hierauf zu geben, macht es Sinn kurz zu schildern, wie ich selbst auf die Idee kam, jenes Problem zu behandeln.

Als ich mit meiner Ausbildung zum Psychomotoriker (staatl. gepr. Motopäden/Mototherapeuten) begann, faszinierte mich die Idee eines ganzheitlichen Konzepts. Schnell jedoch begriff ich, dass es nicht nur den einen psychomotorischen Zugang gab, sondern konkurrierende Vorstellungen existierten. Hier nun begann mein Leidensweg: Sollte ich mich also bei einem Kind mit ADHS auf die Suche nach tieferer Bedeutung machen, quantitative Diagnostik vermeiden um ihn nicht zu frustrieren, oder gar zu *re*-traumatisieren? Oder sollte ich vielmehr ein funktionales sensomotorisches

Training mit ihm durchführen, da es doch seinen neurophysiologischen Defiziten am ehesten gereichte. Vielleicht aber gibt es Störungen ja gar nicht, vielleicht sind sie nur Erfindungen eines Systems. Vielleicht wäre es also angebrachter mit seinem Umfeld, der Familie, zu arbeiten?

Um einen Leidensweg handelte es sich, da dies bei mir zur inneren Zerrissenheit führte, wollte ich doch ein guter Therapeut sein und meinen Klienten die angemessene Intervention angedeihen lassen. Da die unterschiedlichen Zugänge jedoch bestimmte Didaktik und Methoden ausschlossen, steckte ich fest. Denn auch wenn es vielleicht keine explizite Diskussion darüber gab, welche der Methoden meinen Klienten am ehesten gerecht würde und dem richtigen Zugang am nächsten käme, implizierte jede Entscheidung zu Gunsten oder zu Ungunsten einer Intervention die Frage nach deren Wahrheit. Ist ein Kind mit einer psychomotorischen »Störung« nun ein *sinn*-stiftendes, *sinn*-findendes, *sinn*-verpflichtetes Wesen, drückt sich in seiner Handlung wirklich etwas aus, oder hat er einfach ein (neuro)-physiologisches Problem; ja und kann man das überhaupt entscheiden?

Ich für mich habe dann entschieden, dass es zumindest für die Praxis beruhigend ist, wenn ich alle Ansätze als gleichwertig nebeneinander stelle und die Situation, den Klienten und die Geschichte darüber entscheiden lasse, was angemessen ist. Der Mensch selbst jedoch – und zwar so wie ich ihm begegne, also der (phänomenal) erlebte Mensch – bildete hierbei meinen Bezugspunkt. Für mich gerechtfertigt habe ich dies damit, dass der Mensch – wenn Ganzheitlichkeit nicht nur eine Floskel sein sollte – in allen seinen Fassetten – also als bio-psycho-soziales und phänomenal erlebtes Wesen – betrachtet werden müsse. Befriedigt jedoch hat mich diese Lösung nie. Seitdem bin ich auf der Suche nach »legitimierenden« Grundlagen für die Entscheidung eines integrativen bzw. eklektischen Vorgehens. Und als Ergebnis nun, liegt die folgende Untersuchung vor.

Danksagung

Dass diese Untersuchung zustande gekommen ist, habe ich vielen wichtigen Wegbegleitern zu verdanken. An erster Stelle sei hier mein jahrelanger Freund Thomas Heitkötter genannt, welcher mir durch sein systemisch denkendes, verstehend handelndes und menschlich seiendes Wesen ganze Landschaften neuer Gedankengänge eröffnen konnte. Meinen jahrelangen Freundinnen Anke Reinhardt (jetzt Baumgarten) und Angelika Zierk möchte ich ebenso für die immer unterstützende und sehr Mut machende Begleitung danken. Anke Baumgarten danke ich darüber hinaus für die stressige Korrektur des Buches und die damit verbundenen Opfer, die sie selbst, ihre Tochter und ihre Mutter erbringen mussten. Den gleichen Dank schulde ich Steffen Dinger.

Jürgen Seewald möchte ich dafür danken, dass er durch seine unermüdliche Kritik an meiner Idee, dieser erst einen konsistenten Rahmen ermöglicht hat. Rolf Balgo möchte ich von Herzen danken, da er immer als geduldiger Gesprächspartner ein offenes Ohr hat, auch wenn ich es nicht so oft genutzt habe. Er ist mir sowohl menschlich, als auch fachlich, zusammen mit Jürgen Seewald ein großes Vorbild.

Meinem Arbeitgeber – namentlich Holger Glatz – möchte ich dafür danken, dass er mich von der Arbeit für die Zeit der Erstellung freigestellt hat, um mich danach im Schoße meiner Kollegen wieder aufzunehmen.

Meiner Lebensgefährtin Verinia Mackenstein möchte ich für ihre Geduld, ihr Verständnis und ihr Interesse an meiner

Arbeit danken. Sie musste viele Entbehrungen ertragen und des öfteren sicherlich auch meine Stimmungsschwankungen. Dafür und dafür, dass sie mich trotzdem liebt, danke ich ihr.

Ganz besonderer Dank gebührt Christina Reichenbach. Sie erst ermöglichte mir, durch das Schaffen der zeitlichen, finanziellen und räumlichen Rahmenbedingungen das Schreiben der vorliegenden Arbeit. Darüber hinaus jedoch war sie und ist sie als gute Freundin von Anfang an eine sehr große Stütze, da sie mir regelmäßig Mut macht, fest an mich glaubt – fester, als ich selbst zu glauben im Stande bin – und mir weit über das normale Maß hinaus den Rücken stärkt und frei hält.

Ebenfalls ganz besonders danken möchte ich Dietrich Eggert und Jürgen Kriz. Dietrich Eggert war als Erstbetreuer dieser Arbeit ein sehr präsenter Doktorvater. Er hat sich Zeit genommen, mich intensiv zu betreuen, hat schwere Themen mit mir durchdiskutiert und immer noch neue Ideen für mich. Er ist ein wundervoller, mutmachender Lehrer und Mensch. Jürgen Kriz habe ich wesentliche Anregungen zu verdanken. Er ist maßgeblich daran beteiligt, dass meine Gedanken klare Formen annehmen und mir sich neue Horizonte öffnen. Ohne ihn, seine konstruktive Kritik und seine mutmachenden Worte, hätte ich das Projekt an einer bereits sehr fortgeschrittenen Stelle »sehr wahrscheinlich« abgebrochen.

Ein weiterer herzlicher Dank gebührt Volker Franz, welcher mir durch das Geschenk seines Popper Lesebuchs – aus Aufklärungszwecken?! – erst den Einstieg ermöglichte, mich verstärkt kritisch mit erkenntnistheoretischen Grundlagen zu beschäftigen. Den gleichen Dank schulde ich Denis Engemann und Dieter Mattner, ersterem, weil er mir aus Diskussionszwecken seinen Tractatus Logico Philosophicus vermacht hat, letzterem, weil er sich als Diskussions- und

Ansprechpartner angeboten hat, und mir auf Anfragen immer herzlich antwortete. In diesem Atemzug möchte ich auch Detlef Horster dafür danken, dass er sich die Zeit genommen hat, in einer kritischen Phase, diese Arbeit zu lesen und konstruktiv-kritisch zu beurteilen.

Zuletzt möchte ich noch meiner Familie, Julia Wiedemann, Hans-Martin Schlenker, Andrè Baumgarten, Ulf Henrik Göhle, Ulf Ramthun und vielen anderen mehr danken. Sie alle waren und/oder sind mir eine große Unterstützung.

Teil I

ANALYSEN UND ERSTE ABLEITUNGEN

EINFÜHRUNG

1

»Während der Existentialismus den Akzent auf die Entscheidung legt, deren freien und grundlosen Charakter, ihre
Irrationalität betont und die wissenschaftliche Erkenntnis
gerade wegen ihrer Objektivität als im wesentlichen uninteressant deklariert, legt der Positivismus die Betonung auf
Erkenntnis und Objektivität, betont deren Begründbarkeit
und rationalen Charakter, verweist dagegen Entscheidung
und Engagement als philosophisch uninteressant in den
Bereich der Subjektivität und der Willkür. Die eine Seite sucht die objektive Erkenntnis auszuscheiden, weil sie
angeblich die Erkenntnis nicht berührt, die andere Seite
sucht die subjektive Entscheidung zu vermeiden, weil sie
außerhalb des Bereichs der Rationalität zu liegen scheint.«

— Hans Albert (1991, 70) —

In der deutschen Psychomotorik haben sich im Verlauf der *Problem-*
letzten drei Jahrzehnte eine Fülle praxeologischer Konzepte *aufriss über*
herausgebildet, welche grob vier Ansatzgruppen (Richter, *die vier*
2010; vgl. auch Reichenbach, 2010; Fischer, 2009) zugeordnet *Ansatz-*
werden können (Abb. 1). Diese Ansatzgruppen können in ei- *gruppen*
nem dreidimensionalen Kategorisierungssystem dargestellt *deutscher*
werden (Abb. 2). Die Koordinaten orientieren sich hierbei *Psychomo-*
an den drei wichtigsten konzeptionellen Gesichtspunkten *torik.*
dieser vier Ansatzgruppen (Richter, 2010; Seewald, 2009):

– *methodisch-didaktische Ausrichtung* – übungs-/ behand-
lungs-/ zentriert bzw. funktionell vs. ressourcen-/ stärkenorientiert

27

- *Interpretationsebene von Handlung und Bewegung* – sinn-verstehend vs. erklärend

- *Erkenntnistheoretisches Weltbild* – konstruktivistisch vs. repräsentationistisch

Über die drei Achsen spannt das Modell einen dreidimensionalen Raum auf, wobei die Ansatzgruppen über theoretisch zugeordnete Cluster abgebildet werden.

Beschreibung der Cluster »verstehend«, »kompetenzorientiert«, »übungsbehandlungszentriert« und »systemisch«.

Das *Cluster zur verstehenden Perspektive* beinhaltet all jene Konzepte und Orientierungen, welche Bewegung und Handlung sinn-verstehend interpretieren, eher ressourcenorientiert operieren und einer erkenntnistheoretischen Tradition verpflichtet sind, welche als mehr – z.b. psychoanalytische Konzepte – oder weniger – z.b. leib-phänomenologisch-hermeneutische Konzepte – repräsentationistisch anzusehen sind. Dieses Cluster hat hierbei zwei Traditionslinien; eine durch Aucoturier & Lappire (1998) begründete französische Linie, welche besonders durch Esser (1995, 2000) und Hammer (1992, 2002) für die deutsche Psychomotorik rezipiert wurde; und eine deutsche Tradition, welche von einer Arbeitsgruppe um Seewald (1992) begründet wurde.

Innerhalb des *kompetenz-ressourcenorientierten Clusters* finden sich jene Methoden und Konzepte, welche als methodisch-didaktisch ressourcen- bzw. stärkenorientiert gelten, erkenntnistheoretisch eher in der Linie repräsentationistischer Theorietradition stehen und Bewegung sowie Handlung mehr oder weniger als zu erklärendes Funktionsgeschehen auffassen. Diese Orientierung könnte auch als Marburg-Hannoversche Schule bezeichnet werden, da bis auf die Arbeiten von Zimmer (z.B. 2001) alle Konzepte entweder über den Fachbereich Motologie in Marburg realisiert wurden oder am Fachbereich für sonderpädagogische Psychologie Hannover entstanden sind.

28

Systemisch-konstruktivistische Psychomotorik
Systemisch-konstruktivistischer Ansatz nach Balgo (1998)

Verstehende Psychomotorik
Verstehender Ansatz nach Seewald (1992), bioenergetische Orientierung nach Eckert (2000), Psychomotorik a la Aucouturier (1998), Expressive Psychomotorik (Köckenberger, 2000)

Kompetenz-ressourcenorientierte Psychomotorik
Sonderpädagogische Psychomotorik (Eggert, 1994), kompetenzorientierter Ansatz (Schilling, 1986), Psychomotorische Entwicklungstherapie (Krus, 2004), angewandte Motologie nach dem MfgB (Haas, 1999), Motogeragogik (Eisenburger, 1990), kindzentrierte psychomotorische Entwicklungsförderung (Volkamer & Zimmer, 1986), Psychomotorik nach STEP (Passolt & Pinter-Theiss, 2003)

übungsbehandlungszentrierte Psychomotorik
Psychomotorische Übungsbehandlung (1955), Klinisch-Psychomotorische Therapie (Jarosch, Göbel & Panten 1989), Sensorisch-integrative Mototherapie (Kesper & Hottinger, 1992), Psychomotorische Ganzheitstherapie (Kannegießer-Leitner, 1998)

1955 1980 1985 1990 1995 2000 2005

29

Abbildung 2. Clusterdarstellung psychomotorischer Ansatzgruppen; repräsentiert über drei wichtige konzeptionelle Gesichtspunkte.

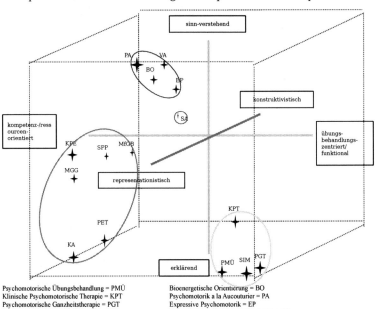

Psychomotorische Übungsbehandlung = PMÜ
Klinische Psychomotorische Therapie = KPT
Psychomotorische Ganzheitstherapie = PGT
Sensorisch-integrative Mototherapie = SIM
Kompetenztheoretischer Ansatz = KA
Psychomotorische Entwicklungstherapie = PET
Angewandte Motologie nach dem MfGB = MfGB
Motogeragogik = MGG
Sonderpädagogische Psychomotorik = SPP
Verstehender Ansatz = VA
Kindzentrierte psychomot. Entwicklungsförderung = KPE

Bioenergetische Orientierung = BO
Psychomotorik a la Aucouturier = PA
Expressive Psychomotorik = EP
Systemisch-konstruktivistischer Ansatz = SA

übungsbehandlungszentrierte Psychomotorik (gelb)
kompetenz- & ressourcenorientierte Psychomotorik (rot)

verstehende Psychomotorik (blau)
Systemisch-konstruktivistische Psychomotorik (grau)

Im *übungsbehandlungszentrierten Cluster* finden sich jene Konzepte und Methoden gebündelt, welche praktisch mehr oder weniger als funktional einzustufen sind (sie bevorzugen entweder ein beübendes oder symptomorientiertes Behandlungssetting), erkenntnistheoretisch repräsentationistisch ausgerichtet sind und Bewegung mehr oder weniger als rein zu erklärendes Funktionsgeschehen betrachten.

Ein *systemisch-konstruktivistisches Cluster* bilden jene Konzepte und Orientierungen, welche erkenntnistheoretisch einem konstruktivistischen Paradigma folgen. Streng genommen tut dies nur Balgo's (1998) Konzept.

Es ist aus dieser kurzen Darstellung bereits zu ersehen, dass weder für die Psychomotorik als Wissenschaft, noch in ihrer praxeologischen Ausrichtung ein einzelnes erkenntnis- bzw. wissenschaftstheoretisches Paradigma vorherrschend ist. Schließlich verweist die praxeologische Interpretationsebene von Bewegung und Handlung zugleich auch auf die zugrunde liegende erkenntnisgewinnende Methode der jeweiligen Ansatzgruppe und verlangt so vom psychomotorischen Praktiker sowie vom psychomotorischen Wissenschaftler bzw. Forscher ein Entscheiden entweder für ein eher erklärendes oder für ein eher verstehendes Vorgehen in seinem Tun. Diese »Entscheidungspflicht« zur methodischen Ausrichtung verschärft sich noch durch die erkenntnistheoretischen Perspektiven der jeweiligen Ansatzgruppen, da hierbei direkt oder indirekt auch die Frage nach dem »Wahrheitswert« der eigenen Perspektive und die der Anderen beantwortet werden muss. Es wird also die Frage nach Wahrheit von Aussagen, Vorhersagen über Wirklichkeit, Welt und Mensch und damit auch über Forschungs- und Praxis-Methoden bemüht, welche eben nur in entweder der einen oder der anderen Weise – je nach erkenntnistheore-

Erkenntnistheoretische Vielfalt.

31

tischer Verpflichtung – zu beantworten ist. Dies jedoch führt seit gut 25 Jahren immer wieder zu Diskussionen um den rechten theoretischen und auch praktischen Zugang zum Menschen [Stichwort: Verstehen vs. Erklären](Seewald, 2004; Balgo, 2000), und daran angeknüpft zur Frage der rechten Förderung bzw. Therapie (zuletzt u.a. bei Jessel, 2008) sowie zur Diskussion nach der rechten Betrachtungsweise von Mensch und psychomotorischer Förderung bzw. Therapie [Stichwort: Ganzheitlichkeit](Mattner, 1985; Mattner, 1987; Stehn & Eggert, 1987).

Rational versus Irrational. Abstrahiert handelt es sich bei diesen Diskursen um einen Epochen überspannenden Streit zwischen zwei »Blickrichtungen« verschiedenster erkenntnistheoretischer Positionen. Zwei, da sich alle Positionen mehr oder weniger entweder einem *rationalen* (z.B. kritischer Rationalismus, evolutionäre Erkenntnistheorie, Konstruktivismus) oder einem *irrationalen* (z.B. Existentialismus, Dekonstruktionismus) Blickwinkel (Popper, 2000) zuordnen lassen.

Wer aber hat nun eigentlich Recht? Welche Position, welcher erkenntnistheoretische Zugang ist denn der richtige? Kann diese Frage theoretisch überhaupt befriedigend beantwortet werden; gibt es also so etwas wie eine objektive Evidenz, oder ein anderes Kriterium, anhand derer oder dessen jene Fragen endgültig zu entscheiden sind? Oder bleibt die Entscheidung eine nach eigenen Vorlieben und gut Dünken getroffene eines jeden Einzelnen? Gibt es, mit anderen Worten, also ein »absolutes«, »endgültiges« oder »letztes« Kriterium anhand dessen diese Fragen ein für alle mal zu beantworten sind?

1.1 VORHABEN

Es soll als ein *erstes Ziel* der vorliegenden Arbeit gelten, diese Fragen zu beantworten. Denn im psychomotorischen Diskurs hat der epistemologische Streit um den rechten theoretischen Zugang zu Welt und Mensch unangenehme Nebenwirkungen, z.b. in Form unklarer Systematisierungsversuche. Zwar lassen sich nicht alle Autoren diesbezüglich verwirren (Passolt & Pinter-Thiess, 2003), doch scheint es immer wieder zu konzeptionellen Lähmungserscheinungen zu kommen (gerade wenn man sich das Mammutprojekt Jessels [2008] anschaut, in welchem eine sehr pluralistische Theorievielfalt als notwendig erachtet wird). Entscheidung scheint also erforderlich, um wieder in Bewegung kommen zu können.

Ein erstes Ziel.

Betrachtet man jedoch die gut 25jährige Tradition dieser »psychomotorischen« Diskurse, so lässt sich schon allein darum vermuten, dass ein absolutes Kriterium zu finden, anhand dessen eine endgültige dichotome Beantwortung möglich ist, unmöglich sein könnte. Diese Vermutung erhärtet sich noch, wird die wissenschaftstheoretische bzw. erkenntnistheoretische Diskussion der ca. letzten zweitausend Jahre diesbezüglich noch hinzugezogen (vgl. Kanitschneider, 2000). Wie aber wäre in einem solchen Falle dann zu verfahren? Wie also ist damit umzugehen, sollte es nicht möglich sein, weder dem psychomotorischen Theoretiker noch dem Praktiker eindeutig sagen zu können, welche Methoden und welche Theorien die richtigen sind und welche er eindeutig und letztgültig zu verwerfen hätte? Was also, wenn es keine eindeutige Entscheidungsgrundlage gibt? Ist dann alles möglich, oder lässt sich ein unsicheres sicheres Fundament finden? Dies zu beantworten, wird ein *zweites Ziel* dieser Arbeit sein.

Ein zweites Ziel.

Das eigentliche *Hauptanliegen* der hier vorliegenden Arbeit wird jedoch sein, eine theoretische Legitimation für integratives bzw. eklektisches Arbeiten in der psychomotorischen Praxis und Forschung zu liefern. Denn es erscheint vielen Praktikern und Theoretikern als Notwendigkeit, über einen Theorie- und Methodenkoffer zu verfügen (wie gesagt arbeiten möglicherweise auch die meisten psychomotorischen Praktiker eklektisch) um angemessen auf Situationen reagieren oder mit diesen umgehen zu können (Seewald, 2000; Richter, 2004; Kriz, 2005; Lazarus, 1995 u.a.). Zudem scheint dieser integrative Gedanke durch das zentrale Versprechen psychomotorischen Selbstverständnisses – nämlich Ganzheitlichkeit – indirekt mitzuschwingen (Richter, 2004), und nur unter Berücksichtigung *aller* theoretischer Positionen annähernd einzulösen zu sein. Wie aber ist diese »pragmatische ›Wahrheit‹« theoretisch zu legitimieren? Wie also ist ein eklektisches oder integratives Vorgehen in theoretischer oder angewandter Psychomotorik zu rechtfertigen?

*Das
Problem
erkenntnis-
theoretis-
cher
Prämissen.*

Die Legitimierung eklektischen oder integrativen Vorgehens scheint schon darum zu scheitern, weil unterschiedliche theoretische Positionen, durch ihre sich teils ausschließenden erkenntnistheoretischen Prämissen, nicht integrierbar scheinen. Und da in einigen Positionen viel metaphysische Spekulation stecke (Pohl, 1999), könne man sich sogar darüber streiten, ob einige überhaupt als Erkenntnistheorien zu verstehen sind (Welsch, 1992; Vattimo, 1992), betonen doch einige Denker des Existentialismus, wie im Eingangszitat gesehen, z.B. das Ausschalten objektiver Erkenntnis und das freie und grundlose Entscheiden (Engagement) – z.B. bei Derrida (1972, 1974) oder Nietzsche (1878/1999). Andere Denker[1] (wie Heidegger, 1926/2001; Jaspers, 1919/1985

---

1 Beide, sowohl Heidegger, als auch Jaspers haben sich gegen die Bezeichnung als Existentialisten verwehrt, gerade auch im Zuge der Entstehung

34

oder auch Gadamer, 1975), betrachten ihr phänomenologisches bzw. hermeneutisches Vorgehen als Methode um – wie im Falle Heideggers – eine Ontologie zu entwerfen oder – wie im Falle Jaspers – einen »deskriptiven« Boden für empirische Forschung zu bereiten; also selbst nicht als erkenntnistheoretisch. Gerade Heidegger (S. 9f.) legte seinen ontologischen Entwurf in »Sein und Zeit« bewusst vor jegliche wissenschaftliche, wissenschaftstheoretische und philosophische Analyse. Dies jedoch soll in dieser Untersuchung nicht weiter interessieren, da es in der vorliegenden Arbeit nicht um die Frage geht, welche Theorie und ab wann eine Theorie als Erkenntnistheorie zu gelten habe. Die Entscheidung, ab wann eine Theorie Erkenntnistheorie ist, hat auf den vorzulegenden Lösungsvorschlag zur Integration (erkenntnis-)theoretischer Positionen keinerlei Einfluss.

1.2 VORGEHEN

Da bisherige Integrations- oder auch Friedensbemühungen im psychomotorischen Diskurs (Prohl & Scheid, 1990; Reincke, 1991; Balgo, 1998; Vetter, 2003; Fischer, 2000 & 2001; Richter, 2004) gescheitert sind, scheint man heute dem vermeintlich unlösbaren Problem in zweifacher Weise zu begegnen: entweder man nimmt einen »post-modern« inspirierten eklektischen Pluralismus, im Sinne eines missverstandenen »anything goes«, einfach hin, und zwar ohne nach dessen Fundament zu fragen (Jessel, 2008; Eggert, 2004), oder aber man folgt einem erkenntnistheoretischen Reinheitsgebot (Schröder, 2009; Seewald, 2007) ohne jedoch die

Umgang und Konsequenzen gescheiterter Integrationsbemühungen.

---

der französischen Schulen (z.B. Satre, 1943/1980) des Existentialismus (Heidegger & Jaspers, 1992). Dennoch werden beide Denker oftmals in einem Atemzug mit Nietzsche und Kirkegaard als deutsche Existentialisten bezeichnet.

Fruchtbarkeit mehrperspektivischer Theoriebildung auszu-
schöpfen. Dies ist umso bedauerlicher, als dass dem Streit
auf wissenschaftstheoretischem Boden bereits die fundamentalen Voraussetzungen entzogen wurden (Dingler, 1931;
Popper, 1934/1994; Stegmüller, 1969; Albert, 1991; Fischer et
al., 1990). Insofern erscheint es kaum verwunderlich, wenn
Kritiker positivistischer Sichtweisen in den letzten Jahrzehnten verstummt scheinen. Dies nun soll für den Rahmen der
Psychomotorik nachgereicht werden. Denn wie gesagt, nötig
erscheint dies schon aus praktischer Sicht. Doch wie wird
es zu leisten sein?

Empirie als
Lösung?
Anderenorts ist der Diskurs u.a. dadurch zu lösen versucht worden, indem all jene Methoden und Techniken –
gleich welcher erkenntnistheoretischen Tradition verpflichtet, sich als empirisch wirksam erwiesen haben – zu integrieren seien (Lazarus, 1995; Reinecker, 2005; Comers, 2001;
Fürstenau, 1994 & 2001; Hayes et al. 2006; Kriz, 2005). Dieses
Vorgehen jedoch ist nur eine scheinbare Lösung, baut sie
doch bereits auf einem erkenntnistheoretischen Boden auf.
Empirische Evidenz ist klassisch das Kriterium des kritischen Rationalismus (Popper, 1934/1994); Nützlichkeit das
des Pragmatismus (James, 1907/1975). Die einfache Übernahme dieser Positionen, oder aber derer Derivate wie die
fallibilistische oder die pankritisch-rationale Tradition muss
also vermieden werden. Denn einen gewichtigen Nachteil
Mögliche
»negative«
Konsequen-
zen.
haben die aus deren Grundlagen abgeleiteten methodischen
Konsequenzen. Der sukzessive Siegeszug des kritischen Rationalismus und deren (mathematische und logische) Pen-
dants (u.a. Gödel, 1931; Dingler 1931; Albert, 1991; Bartley,
1962) führt unvermeidlich zum Verschwinden verstehender
Theorietraditionen, wie der Hermeneutik und Phänomenologie aus den Sozialwissenschaften (siehe Kriz, Lück &
Heidbrink, 1990). Dies scheint dem Umstand zu verdan-

ken, dass ein wissenschaftstheoretischer Rahmen, welcher eine rein empirische Methodik verlangt, zur Verdinglichung auch von solchen Phänomenen führt, welche im Erlebnismoment und in Ganzheit dem anthropologischen (Frankl, 1999) entspringen (siehe hier im Besonderen Kriz [2003 & 2004] im Rahmen der Psychotherapieforschung). Begriffe wie »Leib«, »Im-Zur-Welt-Sein«, »Sorge«, »Sinn« oder »Gesundheit« würden damit entweder ihrer ursprünglichen Fassung beraubt oder gar nicht erst berücksichtigt, da sie einer Operationalisierung unfähig scheinen und damit empirischer Forschung unzugänglich sind. Aus diesen und weiteren Gründen macht es Sinn, nicht einfach fachfremde Überlegungen deutscher Psychomotorik überzustülpen. Stattdessen soll die Grundsatzfrage neu gestellt werden.

1.2.1 Vorgehen konkret

Um eine wissenschaftstheoretische Grundlage für ein legitimiertes eklektisches und integratives Vorgehen in Psychomotorik und Motologie schaffen zu können, wird das notwendige *erste Ziel* der Arbeit also darin bestehen, die Frage nach einem sicheren Fundament zu beantworten. Da sich hierbei jedoch zeigen wird, dass dieses bisher – und möglicherweise auch zukünftig – nicht zu finden ist, sich statt dessen aber zeigen lässt, dass:

Das erste Ziel.

- alle Theorien auf nicht weiter zu begründenden (letzten) Annahmen aufbauen

  - es mithin nichts zu beweisen oder zu widerlegen gibt, außer auf einer ersten gesetzten Annahme bzw. nach einer ersten getroffenen Entscheidung

- sich alle Theorien auf eine (allen gemeinsame) erste Voraussetzung zurückführen ließen

  - sich mithin alle Theorie auf dieser ersten Voraussetzung integrieren lässt

- damit alle Theorie gleichermaßen »Recht« und »Unrecht« hat bzw. dies prinzipiell unentscheidbar ist, außer auf einer ersten gesetzten Annahme bzw. Entscheidung,

ist die erste Grundlage für integratives und eklektisches Vorgehen geleistet.

Das zweite Ziel

Mit dem Erreichen dieses ersten Ziels, ist der Boden bereitet, auch das *zweite* Vorhaben zu realisieren, nämlich einen quasi sicheren Boden auf unsicherem Fundament zu bereiten, ohne den offenen Geist zu opfern. Dies soll geleistet werden, vermittels eines in Schwebe gehaltenen Fundaments in Form einer zuerst formal bestimmten Verweisungsinstanz (erlebte und erkannte »Evidenz«) einer zuerst formal bestimmten verantwortenden Entscheidungsinstanz (»Mich-betreffend«), welche zugleich Orientierung und vermeintlich sicheren Boden in Entscheidungsfragen liefert, und zwar ohne gleichsam der Illusion erneut anheim zu fallen, man könne Absolutaussagen treffen bzw. unabhängig von voraus getroffener Annahmen »wahr« und »falsch« entscheiden.

Konsequenzen des Erreichens beider Ziele.

Letztlich führt das Einlösen beider Ziele zur Überwindung der Ganzheitlichkeitsdebatte und Erklären-Verstehen-Kontroverse, da sich erstens zeigen wird, dass das »Mich-betreffend« nicht länger als »Proprie-homo-rationalus« angesehen werden kann, und eine inhaltliche Bestimmung von diesem formal evidenten »Mich-betreffend« erst noch vorzunehmen ist. Zweitens wird sich zeigen, dass die Konstruktion von Erklären und Verstehen – mithin auch deren Differenz – auf einer ontologischen Bestimmung eines »Mich-betreffend« aufsetzend, erst noch zu entscheiden ist. Dies alles führt schließlich dazu – begrenzt in seiner Beliebigkeit nur durch die nominalistische Bestimmung von »Mich-betreffend«, »Evidenz« und »Verantwortlichkeit« – Integration und Eklektizismus sowohl in der psychomotorischen Forschung und Theoriebildung, als auch in der Theorieanwendung und Praxis umfassend zu »grundlegen«. Hierbei wird sich zudem zeigen, dass Theorie auch unter einem in der Schwebe gehaltenen Wahrheitsbegriff noch »nützlich« ist, die Konsequenz also keineswegs darin besteht, dass Wissenschaft »bedeutungslos« wird.

Zu guter Letzt sei noch erwähnt, dass die eine oder auch andere Äußerung, Argumentation oder Darstellung meinerseits sicherlich als polemisierend aufzufassen sein wird. Ich möchte jedoch betonen, dass ich allen kritisch behandelten Standpunkten und deren Vertretern gegenüber viele anregende Ideen zu verdanken habe. Ohne diese, wäre die vorliegend Arbeit sicherlich nicht zu Stande gekommen. Aus diesem Grund wünsche ich mir, dass – wenn auch an mancher Stelle sehr radikal formuliert – keine persönliche Kritik aus der Rede entnommen wird.

2

WER HAT RECHT? ÜBERLEGUNGEN FÜR EINE ERKENNTNISTHEORETISCHE INTEGRATION

»Es ist darum Skepsis angebracht, wenn mittels eines monokausalen Erklärungsansatzes [...] nur ein Faktor als grundlegend herausgefiltert wird.«

— Dieter Mattner (1987, 70) —

Es erscheint als ein wenig überheblich, zu glauben, auf motologischem bzw. psychomotorischem Grund einen wissenschaftstheoretischen Entwurf eines erkenntnistheoretisch vermittelten Eklektizismus bzw. einer erkenntnistheoretischen Integration vorlegen zu können. Dies verwundert nicht sonderlich, denn schaut man sich in psychomotorischer Theoriebildung um, so besteht sie bestenfalls aus Übertragungen (erkenntnis)-theoretischer Positionen auf die Psychomotorik, aber nicht aus eigenständigen Konstruktionen von Theorien. Wenn also in Nachbarwissenschaften allenthalben vom Ende der großen Entwürfe (Fayerabend, 1984) die Rede ist, so steht zu bezweifeln, dass es innerhalb motologischer bzw. psychomotorischer Theoriebildung jemals einen großen Entwurf gegeben hätte. Ja es steht gar zu bezweifeln – wie für die Geistes- und Sozialwissenschaften allgemein (Kuhn, 1976) – je einheitliche Paradigmen besessen zu haben[1].

Wissenschaftstheoretische Integrationsversuche in der Psychomotorik?

---
1 Man mag der Psychomotorik, einer psychomotorischen Identitätsbegründung wegen, zwar ein Entwicklungsförderparadigma unterstellen (See-

*Psycho-
motorik im
vorparadig-
matischen
Schulen-
streit*

Geistes- und Sozialwissenschaften — und hier im Besonderen die Motologie oder Psychomotorik — befanden sich
mit Kuhns Lesart bislang eher im vorparadigmatischen Schu-
lenstreit (Kuhn, 1976, S. 57ff.). Und heute scheint dies nicht
viel anders zu sein, betrachtet man die Diskussionen symbol-
und strukturtheoretischer, systemisch-konstruktivistischer,
empirischer usw. Pädagogen und Soziologen. Eine Ausnah-
me scheint am ehesten noch die akademische Psychologie
zu sein, welche seit Mitte der 70er Jahre in den weitesten
Teilen der Welt theoretisch kognitivistisch und methodisch
empirisch ausgerichtet ist (Atkinson, et al., 2000). Für die
Psychomotorik bzw. Motologie scheint es eher Lähmungserscheinungen, halbherzige Diskussionen und Lösungsan-
sätze zu geben um einer »Paradigmenvielfalt« zu einem
metatheoretischen Gerüst zu verhelfen. Insofern mutet es
schon grotesk an, wenn solch ein Entwurf an dieser Stelle
versucht wird.

---

wald, 2005; 2008), doch lassen sich bei Durchsicht einschlägiger psychomotorischer Literatur (z.B. Kesper & Hottinger, 1992; Hammer &
Köckenberger, 2004) neben diesem noch eine Reihe alternativer Paradigmen ausmachen. Darüber hinaus handelt es sich bei den von Seewald »entdeckten« Paradigmen um Praxisausrichtungen und nicht um
Paradigmen zugrunde liegender Theorien. Ein dem Entwicklungsförderparadigma zugrunde gelegtes theoretisches Paradigma könnte z.B.
»Entwicklung« genannt werden. Ob dieses jedoch als theoretisch zu bezeichnen wäre, bleibt ebenso zu bezweifeln; handelt es sich doch eher
um einen Forschungsgegenstand, wie visuelle Wahrnehmung. Theoretische Paradigmen beträfen nach Kuhn (1976) jedoch Erklärungs- und
ggf. auch Verstehens-Modelle. Und hierzu gibt es innerhalb psychomo-
rischer Theorie- und Konzeptbildung eine Fülle konkurrierender oder
auch ergänzender Vorstellungen; auch von Entwicklung. Dies jedoch
soll nicht heißen, dass es weder Paradigmen praktischer Ausrichtung
gibt, noch, dass sich das psychomotorische Fach hierüber besser nicht
zu identifizieren habe. Es soll nur veranschaulichen, dass Kuhn (ebd.)
von theoretischen Paradigmen gesprochen hat. Diesbezüglich kann also konstatiert werden, dass es in Psychomotorik und Motologie kein
einheitliches Paradigma gibt.

Andererseits jedoch bietet gerade eine Wissenschaft wie die Motologie, welche einerseits multiplex und vielschichtig theoretisch wie praktisch agiert, darüber hinaus jedoch noch eine verhältnismäßig kleine Disziplin darstellt, den idealen Spielraum für solche Überlegungen. Denn während der Motologe bzw. Psychomotoriker darauf angewiesen ist, sich in allen Disziplinen und mit allen theoretischen und praktischen Konzepten seines Fachs auseinanderzusetzen, hat er aufgrund des geringen Literaturumfangs zugleich die Chance Übersicht herzustellen. Während also in gewachsenen eingesessenen Disziplinen, wie Pädagogik, Psychologie, Theologie etc. Spezialistentum vorherrschen mag, zumindest jedoch oft der Fall ist, so verhält es sich in Psychomotorik und Motologie entgegengesetzt. Da aber erst durch die Übersicht des Gesamten die Zerrissenheit des Fachs deutlich wird, erscheint es als konsequentes Anliegen, diese Zerrissenheit lösen zu wollen. In der Regel tun dies Psychomotoriker vermittels wilden Eklektisierens (z.B. bei Köckenberger, 2008). Theoretische Psychomotoriker hingegen versuchen es immer öfter über pragmatische Pluralisierung zu lösen (z.B. bei Jessel, 2008).

Psychomotorik als ideales Spielfeld für wissenschaftstheoretische Integrationsversuche

Nun soll auch die vorliegende Untersuchung keine neue Theorie *per se* liefern. Dies macht auch keinen Sinn, da hinreichend Material bereits existiert. Allerdings soll erstens ein eigener Entwurf einer Theoriekritik geleistet werden, welcher unmöglich nicht-theoretisch sein kann. Zweitens sollen eigene Überlegungen zum Umgang mit den hier aufgeworfenen Problemen vorgestellt werden, bzw. Konsequenzen für das Fach der Motologie ausgearbeitet werden, welche mithin ebenso wenig nicht-theoretisch sein können. Das vordringlichste Ziel dieses ersten Abschnitts ist also Integration erkenntnistheoretischer Positionen. Dabei wird dreierlei gezeigt werden, nämlich dass:

Was zu tun ist.

- alle Theorien nicht auf letztgültig zu begründenden (letzten) Annahmen aufbauen

  - es mithin nichts zu beweisen oder zu widerlegen gibt, außer auf einer ersten gesetzten Annahme bzw. nach einer ersten getroffenen Entscheidung

- sich alle Theorien auf eine – allen gemeinsame – erste Voraussetzung zurückführen lassen

  - sich mithin alle Theorie auf dieser ersten Voraussetzung integrieren lässt

- damit alle Theorie gleichermaßen »Recht« und »Unrecht« hat bzw. dies prinzipiell unentscheidbar ist, außer auf einer ersten gesetzten Annahme bzw. Entscheidung.

Die Frage nach einem sicheren Kriterium. Dieses erste Ziel zu erreichen, wird – wie sich unter »2.2.2« zeigt – nicht sonderlich schwierig sein. Allerdings wird sich durch den hier unterbreiteten Vorschlag zur Lösung des Integrationsproblems, gerade nach der Desillusionierung (erkenntnis)-theoretischer Omnipotenzansprüche, die Frage nach festen Kriterien, nach sicherem Boden stellen. Damit wird die zweite Aufgabe darin liegen, einen quasi sicheren Boden auf unsicherem Fundament zu bereiten. Dies jedoch wird das eigentliche Mammutprojekt werden, da hierfür nicht die gewonnene Freiheit im Denken – um es mit Bartley zu sagen: der offene Geist – geopfert werden darf. Es muss sich mithin um ein in der schwebe gehaltenes Fundament handeln, welches zugleich Orientierung und vermeintlich sicheren Boden in Entscheidungsfragen liefert. Es kann sich demnach weder um ein statisches Konstrukt handeln, noch darf es reine Willkür in Auslegung und Anwendung implizieren. Ob das gelingt, wird sich zeigen.

44

Bevor jedoch diese beiden Ziele angegangen werden, sollen nachfolgend bisherige Lösungsvorschläge zur Integration im Rahmen psychomotorischer Theoriebildung vorgestellt werden. Dies erscheint insofern sinnvoll, als dass hierdurch allein schon gezeigt werden kann, welche Wege einzuschlagen vermieden werden sollte. Dies jedoch möchte nicht missverstanden werden. Denn es mag sich bei einigen Vorschlägen – modifiziert – durchaus um gangbare Wege handeln. Da diese – wie zu sehen sein wird – in vorliegender Form jedoch scheiterten, eröffnet dies den Raum für Alternativen, wie die sich anschließende.

2.1 FRÜHERE INTEGRATIONSVORSCHLÄGE IN DER PSYCHOMOTORIK

Angefangen bei den Vorsokratikern (vgl. Ernst, 2007) bis in die neueste Zeit, ist die westliche Philosophie- und Wissenschaftsgeschichte voll von unterschiedlichen erkenntnistheoretischen Positionen. Diese bestimmten je nach Akzeptanz und Verbreitung unterschiedlich gewichtet und unterschiedlich lang, mehr oder weniger stark das Denken und Forschen der Gelehrten. Erkenntnistheoretische Kontroversen haben damit eine fast zwei Jahrtausende andauernde Tradition (s.u.a. Kuhn, 1976; Kannitscheider, 2000). Erst seit den letzten knapp 400 Jahren wird dieser Streit – man muss wohl sagen wieder – besonders durch die erkenntnistheoretisch ausformulierten Prinzipien der Deduktion nach Descartes (1637/1993) und der empirischen Induktion nach Bacon (1620/1962) bestimmt. Idealisten (z.B. Kant, 1787/2005), Irrationalisten (z.B. Hegel, 1845/1993) und anders aufgestellte Kritiker konnten zwar schon recht früh zeigen, dass deren Annahmen und geforderten Programme schwerlich bzw. un-

Erkenntnistheoretische Kontroversen.

45

möglich durchzuhalten waren, allerdings modifizierten sie entweder Prinzipien oder aber schlugen mehr oder weniger erfolgreiche Alternativen vor. Abgelöst wurde kartesianisches oder baconsches Denken jedoch nie. Erst in neuerer Zeit führten die mit kartesianischen und baconschen Denken implizierten wissenschaftstheoretischen und methodischen Konsequenzen (wie Reduktionismus, Atomismus, Geist-Körper-Dualismus, Rationalismus etc.) zu einer Diskursbewegung in entgegengesetzter Richtung. Vor annähernd 110 Jahren rollte z.B. Dilthey (1894 & 1900) eine Kontroverse auf, welche sich einerseits durch den paradigmatischen Satz: »Die Welt erklären wir, den Menschen verstehen wir« (Dilthey, 1894) als Erklären-Verstehen-Kontroverse beschreiben lässt (vgl. Seewald, 2001) andererseits als Ganzheit- oder Ganzheitlichkeitsdebatte, dem Diskurs zur Bestimmung menschlichen Seins neuerlich Zunder gab. Unterfüttert wurde dieser Diskurs durch Weiterentwicklungen phänomenologischen oder auch hermeneutischen Denkens (Husserl, 1985; Heidegger, 1926/2001; Jaspers, 1919/1985) aber auch durch die stärkere Etablierung existentialistischer Positionen (Nietzsche, 1878/1999, 1883/1999 & 1886/1999; Kierkegaard, 1843/2007, 1844/2007 & 1849/2007) und dies bis in die heutige Zeit hinein (Warnach, 1971).

So verwundert es auch nicht, dass die selben Diskussionen auch in einem solch überschaubaren Feld wie dem der Psychomotorik geführt werden. Denn schließlich beschäftigen sich Psychomotoriker theoretisch, wie praktisch mit Menschen. Und da von Anfang an der Mensch als ganzes Wesen gesehen werden sollte, wurde in der Psychomotorik ein erkenntnistheoretischer Diskurs um die angemessene theoretische Vermittlung der Ganzheitlichkeit des Menschen geführt.

Ganzheit, Erklären und Verstehen.

Die Kontroversen in der Psychomotorik.

46

In die psychomotorische Geschichte eingegangen ist dieser Diskurs als sogenannte Ganzheitlichkeitsdebatte (Stehn & Eggert, 1987; Seewald, 1991; Mattner, 1987 & 1989). Angriffspunkt war der vermeintlich einseitig positivistisch-empirisch verklärte Blick auf den Menschen und das damit verbundene existentielle Vakuum. »Nimmt man dann noch Mattners (1987) Kritik am naturwissenschaftlich-kausalen Erklärungsschema der Motologie hinzu, so zeichnen sich die Konturen einer Erklären-Verstehen- bzw. Monismus-Dualismus-Kontroverse bereits deutlich ab« (Seewald, 2001, 150). Beide Kontroversen – also Ganzheitlichkeits- und Erklären-Verstehen-Kontroverse – sollen im Folgenden nachskizziert werden. Dies soll geleistet werden, da sie als die eigentlichen Ausgangsprobleme gesehen werden können, warum sich psychomotorische Praktiker sowie Wissenschaftler heute immer wieder vor die Entscheidung für oder gegen bestimmte – die richtige oder eben falsche – »Ansatzgruppen« gestellt erleben bzw. weshalb sie sich mit dem Gedanken zur Eklektisierung bzw. Integration unterschiedlichster Methoden, Theorien, Positionen und Praxien beschäftigen müssen.

2.1.1 Abriss der Ganzheitlichkeitsdebatte

Die sogenannte Ganzheitlichkeitsdebatte kam quasi gleichzeitig mit der Akademisierung der Psychomotorik als Motologie auf. Das Fach versuchte sich durch eine theoretische Vereinheitlichung wissenschaftlich zu legitimieren und Profilbildung insofern zu leisten, als verstärkt kognitions-, handlungs- und biopsychologische Theorien als theoretische Legitimationsgrundlagen herangezogen, und sich einer verstärkt quantitativ ausgerichteten Forschung – inklusive der

Entstehung mit der Akademisierung der Psychomotorik.

47

Konstruktion eigener Verfahren – verschrieben wurde. Man begriff sich als ein Pendant zur Psychologie (Schilling, 1988), und verschrieb sich mithin auch deren »Forschungsparadigmen«.

*Grund-
widerspruch
von Theorie
und Praxis.*

Die Konsequenz hier heraus war die Spaltung in eine Praxis der Psychomotorik, welche als Intervention »tatsächlich« noch an der Gesamtpersönlichkeit der Klientel ausgerichtet schien, und eine nach Berechtigung suchende monistische Wissenschaft eben jener Praxis. So auch ist Mattners Befund zu verstehen, wenn er feststellt, dass sich »bei eingehender Analyse der motologischen Theorie [...] ein Grundwiderspruch zwischen einem formulierten ganzheitlichen Anspruch und einer naturwissenschaftlich-empirischen Wissenschaftsorientierung« zeigt, »der gerade dann offenkundig wird, wenn neue Wirkungsfelder erschlossen und theoretisch begründet werden sollen« (ebd., 1985, 67). Man blende hierdurch »relevante Aspekte subjektiver sinnkonstitutiver menschlicher Akte« (ebd.) aus, und könne unter dieser Perspektive gerade nicht sein Versprechen von Ganzheitlichkeit einlösen. Ganzheit sei eben mehr als nur die additive Zusammenschau objektiv bestimmter Variablen. Das Lebendige erscheine eben nur in seinem unmittelbaren Vollzug, da das »was mechanisch erklärbar ist, nicht das Leben ist, und was lebt, nicht mechanisch erklärbar ist« (von Weizsäcker, 1950, 87; zit. nach Mattner, 1987, 19).

*Das Leben
ist mecha-
nisch nicht
erklärbar.*

Das Problem jener – wohl gemerkt positivistisch verstandenen – mathematisch-naturwissenschaftlichen Ausrichtung der Motologie, sei dann eben eine technisch-physikalische Interpretation von Subjektivität und damit eine Interpretation des »eigentlich« schon nicht mehr Lebendigen (Mattner, 1989). So aber wird Subjektivität nur erklärt, kann jedoch nie verstanden werden. Dies allerdings führt besonders in der praktischen Beschäftigung mit Psychomotorik zu Proble-

48

men. Denn hier verkennt der so geschulte Psychomotoriker sein Gegenüber als Objekt und kann ihm als eigentlichem Subjekt nicht begegnen, da isoliert empirische Erkenntnisse auf erlebte Phänomene wie z.b. leibliches – und damit intentionales – Ausdrucksverhalten übertragen werden; es wird verdinglicht.

Doch über eine solche Reduktion des »lebendigen« Subjekts auf seine physikalischen Bestandteile hinaus, fände auch eine Reduktion um das Soziale statt. Das beste Beispiel hierzu sei die Sekundärstörungshypothese (Schilling, 1984). Hierunter wird die Idee verstanden, dass psychische und damit auch soziale Auffälligkeiten auf motorische Defizite zurückzuführen seien. Damit jedoch müssen psychische und soziale Auffälligkeiten – zumindest in der psychomotorischen Praxis – nicht direkt berücksichtigt werden, gilt es doch als ausreichend, die Primärstörung (Motorik) gezielt zu »behandeln«. Jene Sichtweise jedoch trägt zu einem noch deutlicheren Reduktionismus bei. Denn nicht nur das Lebendige fällt dem objektiviert Physikalischen zum Opfer, sondern auch die Idee einer Vielfalt menschlichen Seins wird zu Gunsten einer einzelnen Variable (der Motorik als das Haltungs- und Bewegungsgesamt des Menschen [vgl. Philippi-Eisenburger, 1991]) aufgegeben.

Mit dieser Feststellung – so Mattner – soll zwar »nicht bestritten werden, dass motorische Beeinträchtigungen einen Einfluss auf die menschliche Psyche haben und psychisches Befinden seinen Ausdruck im somatischen Geschehen finden kann. Doch wenn von der ganzheitlichen Sichtweise menschlichen Seins ausgegangen wird, so kann doch das menschliche Individuum – auch das beeinträchtigte – nur in seiner Gesamtheit, d.h. einzelne Persönlichkeitsaspekte in ihrer dialektischen Verschränktheit und nicht in einer hierarchischen Abhängigkeit zu dominanten Anteilen verstan-

Reduktion durch Sekundärstörungshypothese.

Was zu tun ist um Ganzheitanspruch theoretisch zu rechtfertigen.

49

den werden« (ebd. 1985, 69f.). Um also an einer ganzheitlichen Betrachtungsweise des Menschen festhalten zu können, muss eine über »einen Dualismus oder bloßen Parallelismus von Psyche und Physis hinausgehende ganzheitliche psychomotorische Theorie [...] begründet werden« (Mattner, 1985, 70). Dies sieht er aber nur dann gewährleistet, wenn jene Theorie die sinnkonstitutiven Momente menschlichen Handelns zum eigentlichen Gegenstand erhebt (ebd., 71), und fordert hiermit quasi eine phänomenologische bzw. hermeneutische Ausrichtung des Faches. Radikal ausformuliert könnte konstatiert werden, er fordert den Rückzug aus einer »erklärenden« zu Gunsten einer »verstehenden« Motologie.

Gestaltpsy- chologische Lösungsver- suche. Einen anderen – vor allem aber nicht so radikalen – Vorschlag, um aus diesem Dilemma herauszukommen, unterbreiteten Stehn & Eggert (1987). Sie schlagen vor, eine ganzheitspsychologische bzw. gestaltpsychologische Interpretation von Bewegung und Wahrnehmung vorzunehmen. Denn auch mit diesen theoretischen Positionen liegen – und dies ohne zugleich die empirische Ausrichtung des Faches aufgeben zu müssen – Ganzheitsvorstellungen vor, welche Ganzheiten als eigene Phänomene (Gestalten) begreifen. Diese Ganzheiten sind aber auch hier mehr als die Summe ihrer Teile, sie bilden quasi einen eigenen Phänomenbereich; sind also gerade nicht durch die atomisierende Analyse ihrer konstitutiven Elemente allein zu verstehen.

Vor- und Nachteile der Kontro- verse. Doch während Mattners Kritik kurze Zeit später tatsächlich zum Begründen einer verstehenden Psychomotorik und Motologie führte (Seewald, 1992), konnte Stehn & Eggerts Vorschlag keine annähernde Wirkung entfalten. Dies jedoch ist, neben der Freude um die Bereicherung einer verstehenden Psychomotorik und Motologie, dennoch sehr bedauerlich. Denn es führte erstens zum *fast* vollständigen Verschwinden empirischer Diagnostik und Praxis-Evaluation, darüber hinaus jedoch kann dies als der wohl maßgebliche Grund angesehen werden, dass es zum gänzlichen Erliegen einer sich im Entstehen befindliche Grundlagenforschung zum Zusammenhang von Bewegung und Wahrnehmung, kam. Zugleich war es die Geburtsstunde der sog. »Erklären-Verstehen-Kontroverse«.

2.1.2 Abriss der Erklären-Verstehen-Kontroverse

Wie gerade gesehen, handelt es sich bei der Erklären-Verstehen-Kontroverse in gewisser Weise um einen Ableger der Ganzheitlichkeitsdebatte. Ging es doch spätestens seit Descartes und Locke um die Frage, ob mit mathematisch-naturwissenschaftlichen Mitteln Beforschtes nicht das spezifisch Menschliche auf biologische, physikalische, chemische oder auch rationale Parameter reduziert werde (siehe hierzu ausführlich Mattner, 1989), und so das »eigentlich« Menschliche – der Sinn, die Bedeutung, die Intentionalität usw. – verkannt sei. So stellte sich Dilthey (1894), in eben diesem Zusammenhang die Frage, ob für das Erkennen dieses »eigentlich« Menschlichen (seine Intentionalität, seine seelischen Regungen etc.) eine andere als die naturwissenschaftlich (linear) erklärende Methode dann nicht besser geeignet wäre, eben das »Seelische« des Menschen zu erkennen. Als eine geeignete Methode hierzu bot sich ihm das Verstehen. Mit diesem Verstehen meinte er »den Vorgang, in welchem wir aus Zeichen, die von außen sinnlich gegeben sind, ein Inneres erkennen« (Dilthey, 1900, 188). Methodisches Verstehen richtet sich also auf das Erkennen »subjektiver«, individueller, seelischer Regungen und zwar des Menschen. Man könnte auch sagen: Das Verstehen richtet sich auf den Sinn oder die Bedeutung menschlicher Entäußerungen. Insofern könnte

Erklären-Verstehen Kontroverse als Ableger der Ganzheitsdebatte.

Was verstanden werden kann.

Diltheys »Die Natur erklären wir, den Menschen verstehen wir« übersetzt werden in »dinglich Substantielles erklären wir, Seelisches verstehen wir«. Nicht also der biologische Mensch, sondern der seelische Mensch kann verstanden werden (siehe auch Seewald, 2001). Und da diese seelischen Regungen eben nur individuell sind und subjektiv zu erkennen seien, richtet sich das wissenschaftlich-verstehende Erkenntnisinteresse an die Einzelperson bzw. an »große Formen singulären menschlichen Daseins (Dilthey, 1900, 187)«.

In diesem Zusammenhang wird eine Ganzheitlichkeitsdebatte in ein ganz neues Licht gestellt. Denn unter dieser Perspektive war es für ein ganzheitsparadigmatisch ausgerichtetes Fach wie die Motologie oder Psychomotorik, weder in der Praxis noch in der Theoriebildung und Forschung legitim, naturwissenschaftlich erklärend vorzugehen, schlicht, weil es sich bei seelischen Regungen eben nicht um substantielle Phänomene handelt, oder, weil Seelisches vielleicht eine substantielle Basis haben mag (z.B. das Hirn), es selbst jedoch nicht substantiell ist (vgl. Merleau-Ponty, 1966; Mattner, 1989). Sinn, Sinnthemen und Bedeutungen menschlicher Entäußerungen, wie lexikalische (Texte, Reden, Geschichten, Theaterstücke usw.) oder implizit leibliche (Mimik, Gestik, Bewegungen, Handlungen, Spiel usw.) seien in ihrer Bedeutungsstruktur – ob latent oder offen – eben nur hermeneutisch, phänomenologisch, tiefenhermeneutisch/-psychoanalytisch usw. (und zwar im Rekurs auf Gewordensein, »In-der-Welt-Sein«, Geschichtlichkeit, Theorien usw.) zu verstehen, nicht jedoch mit »erklärenden« Mitteln allein in ihrer Struktur zu erkennen. So ist z.B. atmosphärisches Spüren (Schmitz, 1989 & 1986) phänomenologisch zu deuten, da es ein erlebtes Phänomen beschreibt, nicht jedoch vermittels (additiver) Experimente zu erkennen. Genauso auch verhält es sich mit gelebtem Handeln und Bewegen.

Im neuen Licht.

52

Um es mit Mattners eigenen Worten zu sagen: »Wir können eine Geste analysierend in ihre objektiven Bestandteile zerlegen, sie wissenschaftlich ›erklären‹, d.h., wir können im biomechanischen Sinne die dort wirksamen muskulären Prozesse ermitteln und diese in Beziehung setzen zu neurophysiologischen Funktionen [...] um das Zusammenwirken von Muskeln, Nerven und Sinnen zu bestimmen. Wir erhielten so ein objektives Bild von einem Menschen, über einen sich bewegenden Körper. Der Sinn, die Bedeutung der gezeigten Geste, bliebe uns jedoch verschlossen« (ebd., 1987, 19f.).

Wird die Erklären-Verstehen-Kontroverse unter dieser Perspektive betrachtet, so könnte konstatiert werden, dass diese Kontroverse eine ontologisch inspirierte Methodendiskussion darstellt, zumindest dann, wenn dieser Diskurs im dilthey'schen Sinne verstanden wird. Dies erscheint darum noch wichtig zu erwähnen, da die Kontroverse über die letzten einhundert Jahre weit über das Verstehen rein »da-seins-mäßigem Seins« – wie es Heidegger formulieren würde – hinaus auch auf (lebende) Naturtatsachen ausgedehnt wurde (siehe Lindemann, 2005 und Plessner, 1975). Allerdings bleibt Verstehen auch hier auf das Erkennen von Sinn- bzw. Bedeutungsstrukturen ausgerichtet. Sonach kann also gesagt werden, dass verstehend ausgerichtetes Vorgehen sowohl in Praxis als auch in Forschung auf Bedeutung und Sinnstrukturen abzielt, während erklärend ausgerichtetes Vorgehen nach Ursachen, Funktionen, Sachverhalten usw. also nach Erklärungen für ein Phänomen sucht, wobei deren Bedeutungen für das oder den »Befragte(n)«, als Erkenntnisgegenstand nicht von zentralem Interesse sind. Und genau dies macht für die Psychomotorik und Motologie den eigentlichen Konflikt aus, und zwar in zweifacher Hinsicht. Sollte nämlich »Entweder-Oder« entschieden werden, so

Die Kontroverse als ontologische Methodendiskussion.

bliebe – um einem Ganzheitlichkeitsparadigma getreu zu bleiben – nur die von Mattner (1985, 70) eingeforderte radikal phänomenologisch-hermeneutische Ausrichtung, und sollte »Sowohl-als-Auch« entschieden werden, so stellte sich die Frage nach deren Werteplatzierungen. Wie also wären dann Erklären und Verstehen zueinander zu positionieren? Stehen sie gleichberechtigt nebeneinander, oder sollte einem von beiden der Vorrang gegenüber dem anderen zugewiesen werden? Wie aber, in welchen Situationen und anhand welches Kriteriums ist dies überhaupt zu entscheiden?

2.1.3 Lösungsversuche

Mit dieser Problembenennung aus beiden Debatten entstanden auch erste Lösungsvorschläge. Fünf dieser Vorschläge halten eine »Befriedung«, in Form einer »Sowohl-als-auch-Perspektive« – also Integration – für möglich, zumindest für sinnvoll. Da es das Hauptanliegen der vorliegenden Arbeit ist, eine wissenschaftstheoretische Grundlage für integratives bzw. eklektisches Arbeiten in der psychomotorischen Praxis und Wissenschaft zu ermöglichen, in dieser Arbeit also ein sehr ähnliches Ziel verfolgt wird, sollen diese Vorschläge besprochen werden.

Erster Integrations-vorschlag. Ein erster dieser Integrationsvorschläge stammt von Prohl & Scheid (1990). Sie stellen ein mehrstufiges semantisches Modell zur Integration verstehender und erklärender Zugangsweisen vor. Dem Verstehen käme hier die Funktion der Aufklärung impliziter Menschenbilder zu. Das Erklären hingegen beschränkt sich auf die empirische Forschung – die höchste semantische Stufe.

Die mit diesem Vorschlag verbundenen Schwierigkeiten liegen in einer Hierarchiebildung, in welcher dem Erklären ein Verstehen vorangestellt ist – quasi als Wegbereiter (Propädeutik) für höhere Erkenntnis. Das Verstehen wäre damit nicht mehr als ein phänomenologisches Mittel zur Reduktion von Komplexität. Dies ist keine befriedigende Integration, da Hierarchien mit Wertigkeiten einhergehen und damit das Verstehen degradiert würde. Wie aber sind Werte zu rechtfertigen? Hierzu geben die Autoren jedoch keine Hinweise.

Ein weiterer Ansatz zur Lösung stammt von Reincke (1991). Er plädiert »für die Extremisierung der Einseitigkeiten ganzheitlicher und einzelheitlicher Zugänge, die dann in einer Dialektik des Rationalen und Irrationalen nach dem Vorbild einer leibhaftigen Vernunft aufzuheben sei (vgl. ebd., 360). Wie diese dialektische Aufhebung der Widersprüche aber (methodisch) vorzustellen ist, bleibt (...) unklar« (Seewald, 2001, 150). Und solang dies unklar bleibt, kann man eigentlich noch nicht einmal von einem Integrationsversuch sprechen. Vielmehr ist es die Vorstellung eines möglichen Weges.

Zweiter Integrationsvorschlag.

Eine dritte Variante ist die Bildung einer Metatheorie über einen bestimmten theoretischen Zugang. Diesen Weg haben Balgo (1998) und Vetter (2003) vorgeschlagen. Allerdings verwandten sie je einzelne (erkenntnis-)theoretische Positionen – im Falle Balgos eine systemisch-konstruktivistische, im Falle Vetters eine handlungstheoretische – um eine metatheoretische Orientierung des gesamten Theoriekanons zu ermöglichen. Das Problem hierbei ist, dass eine Metatheorie, aus einer Theoriefamilie generiert, immer dem erkenntnistheoretischen Hintergrund dieser Theoriefamilie verpflichtet bleibt. In dieser Verpflichtung erscheint der Erkenntnisgegenstand, was immer dies dann auch sein mag, verzerrt durch die angestammte Theoriebrille. Bei einer handlungstheoretischen Metatheorie wäre dann alles hand-

Dritter Integrationsvorschlag.

lungstheoretisch, bei einer systemisch-konstruktivistischen eben systemisch-konstruktivistisch. Damit würde das Problem nur eine Ebene nach oben verschoben, ohne es jedoch zu lösen.

Vierter Integrations- vorschlag.

Einen vierten Zugang sucht Fischer (2000; 2001) bei Chiompi (1998). Chiompi böte sich insofern an, als dass er Psychoanalyse, Konstruktivismus und Systemtheorie miteinander zu verbinden trachtet, damit gleichsam der Anschein entsteht, man könne implizit Erklären und Verstehen integrieren. Dies jedoch gelingt nur bedingt, da Chiompi dies auf einem rein semiotischen Weg versucht. Er übersetzt quasi jeweilige Theorie in die Sprache der anderen, indem er bei deren Begründern (z.B. Freud, Piaget) nach Legitimationsgrundlagen sucht. Damit wird auch hier das Problem nur verschoben, da die erkenntnistheoretischen Diskrepanzen z.B. von Wahrheit und Wirklichkeit – die hierbei unweigerlich auftreten – nicht behandelt werden. Aber darüber hinaus ist eine semiotische Umdeutung des geschriebenen Wortes (und zwar passend zur Konsistenz eigener Argumente) für sich genommen schon problematisch, da der Bedeutungsrahmen der ursprünglichen Begriffe verschoben wird (Kuhn, 1976, 115ff.).

Fünfter Integrations- vorschlag.

Ein letzter Vorschlag stammt von Richter (2004). Dieser bietet über den Entwurf eines praxeologischen Eklektizismus auf dem Hintergrund einer Dimensionalontologie sensu Frankl (1999, 2001) eine Lösung an. Hierbei schlägt er eine theoriegeleitete aber praktische Integration unterschiedlicher Methoden und Ansätze vor – und zwar klientenspezifisch. Allerdings stellt er weder einen Bezug zur Dimensionalontolgie Frankls her noch geht er über die Diskussion des Sinnbegriffs hinaus auf weitere theoretische Integrationen ein. Damit mag sein Vorschlag zwar für den Praktiker sinnvoll

erscheinen, doch das theoretische Dilemma wird hierdurch
ebenfalls nicht gelöst.

2.1.4 Fazit

Es ist einzuschätzen, dass alle bisherigen Lösungsversuche
gescheitert sind. Für einige Denker scheint es sogar unmöglich, dieses Dilemma zu lösen (Seewald, 2001). Hinzu
kommt, dass die immer stärker werdende Pluralität in unserer Lebenswelt auch zu einer Ermüdung theoretischer Integrationsbemühungen beizutragen scheint (Seewald, 2007).
Dies ist wahrscheinlich auch einer der Gründe dafür, dass
man Pluralität billigend in Kauf nimmt (Jessel, 2008; Passolt
& Pinter-Theiss, 2003) und in wissenschaftlichen Arbeiten
zurzeit kaum noch auf Synthese- oder Integrationsbemühungen eingegangen wird. Unterschiedliche Positionen werden
schlicht gegenübergestellt oder lose in ein verbindendes Gerüst gepackt. Dies soll auf den vorausliegenden Seiten nachgereicht werden um Positionsvielfalt, wie er bspw. durch die
psychomotorische Familienberatung (Richter, Langer-Bär &
Heitkötter, 2010) gelebt wird, zu legitimieren.

Bisherige Integrationsbemühungen sind gescheitert.

2.2 DAS ›SOWOHL-ALS-AUCH-PRINZIP‹ ERKENNTNISTHEO-
RETISCHER GRUNDLEGUNG

*Jede Theorie (auch jede Erkenntnistheorie) braucht als Voraus-
setzung eine Annahme. Diese Annahmen beruhen entweder auf
Erkanntem oder auf Erlebtem. Beides, das Erkennen und das Erleben, verwirklicht sich im Menschen und findet seinen jeweiligen
theoretischen Ausläufer entweder in verstehenden oder erklärenden Ansätzen. Wenn aber sowohl im ersten als auch im zweiten
Fall Theorie auf Annahmen beruht, dann ist das thetische Mo-*

Einleitendes.

ment beliebig. Wenn darüber hinaus Erleben und Erkennen als
Voraussetzungen gelten können, steht im Zentrum das Ich als
»Mich-betreffend« – und zwar einzig aus der Innenperspektive,
da sich in diesem sowohl Erleben als auch Erkennen verwirklicht,
wodurch ausschließlich – wenn auch konsensualisiert – »Aussa-
gen« über das eigene Erleben und Erkennen gemacht werden kön-
nen.

Um das einleitend Geschilderte zu zeigen, wird zuerst im
Rückgriff auf erkenntnistheoretische Ansätze veranschaulicht, dass jede theoretische Ausformulierung von Gedanken,
Voraussetzungen machen muss, welche nicht zu beweisen
sind. Hieran anschließend soll dies formal ausdifferenziert
werden um zugleich analytisch zu zeigen, dass alle Erkenntnistheorien zumindest deduktiv eine erste Voraussetzung
teilen und sich sonach hier – aber auch an derer Stelle –
integrieren lassen.

Da mithin aufgezeigt werden kann, dass es keine letzt-
begründeten Kriterien gibt, an welchen aufgehangen eine
Theorie und derer abgeleitete Praxeologien und Handlungen, Ethik etc. zu legitimiert wäre, soll das Kriterium in ein
»Mich-betreffend« gelegt werden. Begründet wird dies u.a.
damit, dass es – das »Mich-betreffend« als Mensch – immer
an allen seinen Aktivitäten beteiligt ist (ich selbst bin es der
glaubt, weiß usw.) und damit auch darüber zu befinden
hat, welcher Position, welchem Konstrukt, welcher Wahrnehmung, welchem Wissenssystem etc. es glauben schenkt.
Dies jedoch führt gezwungenermaßen zu einer Wertediskussion, welche an dieser Stelle nur grundsätzlich besprochen
werden kann.

2.2.1 Beweisführung (Deduktion & Induktion) ohne sicheren Boden

»Wenn ich dich frage, warum du an eine bestimmte Tatsache glaubst (...) musst du mir einen Grund sagen; und dieser Grund wird irgendeine andere Tatsache sein, die mit der ersten in Verbindung steht. Aber da man auf diese Weise nicht unbegrenzt, ad infinitum *fortfahren kann, musst du schließlich bei einer Tatsache anlangen, die deinem Gedächtnis oder deinen Sinnen gegenwärtig ist; oder du wirst zugeben müssen, daß dein Glaube völlig unbegründet ist.«*

— David Hume (1748 / 1984, 58) —

»Und ich will solange weiter vordringen, bis ich irgendetwas Gewisses, oder, wenn nicht anderes, doch wenigstens das für gewiss erkenne, daß es nichts Gewisses gibt. Nichts als einen festen und unbeweglichen Punkt verlangte Archimedes, um die ganze Erde von ihrer Stelle zu bewegen, und so darf auch ich Großes hoffen, wenn ich nur das geringste finde, das sicher und unerschütterlich ist.«

— Renè Descartes (1641 / 2006, 43) —

Diese Sätze mögen sich für den Einen oder auch Anderen so programmatisch nicht anhören, gelten doch heute Descartes und Hume, Kant und Locke als überholte Vordenker. Man nimmt sie nicht mehr ernst, gerade auch weil es doch heute radikalen Konstruktivismus (von Glasersfeld, 2008), gemäßigten Konstruktivismus (Watzslawick, 2006), sozialen (operativen) Konstruktivismus (Luhmann, 1987 & 1971), biologischen Konstruktivismus (Maturana, 2000) und andere mehr

Über Wahrheit und sicheres Wissen.

gibt. Es existieren also sehr plausible Positionen, welche weder an die eine Wahrheit von Außen, noch die durch bloßes Denken zu erreichende Wahrheit glauben. Man kann diese Vorstellungen bereits im Pragmatismus (James, 1907/1975), in der Ontologie Heideggers (1926/2001) der Hermeneutik Gadamers (1975), oder im Existentialismus Nietzsches finden, doch wirklich »revolutionäre« Bedeutung erreichten sie in Logik, Mathematik und Naturwissenschaft erst mit Dingler (1931), Popper (1934/1994), Wittgenstein (1921/2008), Gödel (1931), Einstein (1916/2002), Heisenberg (1930/1991) und später u.a. auch durch Prigogine (1998). Bis dahin galt zumindest für die meisten erkenntnistheoretischen Vertreter Wahrheit und sicheres Wissen als hinreichend gegründeter »Fakt«. »Skepsis« war nicht salonfähig, ja über hunderte von Jahren, zumindest im christlichen Abendland, sogar gefährlich (Schmidt-Salomon, 2009; Kanitscheider, 2000). Die annähernd 1000 Jahre alte Tradition des Skeptizismus geriet beginnend mit dem Niedergang des römischen Reiches sukzessive in Vergessenheit. Die Erkenntnisse deren Vertreter jedoch erscheinen heute erst wieder erstaunlich. Haben sie doch konsequent zu Ende gedacht, was bis vor annähernd einhundert Jahren keiner zu denken gewagt hätte. Man könnte in der aktuellen Terminologie auch sagen, sie haben bereits erkannt, dass ein konsequent zu Ende gedachter Rationalismus und ein konsequent zu Ende gedachter Positivismus zu unauflösbaren Rechtfertigungsproblemen führt.

2.2.1.1 Die unsichere »Wahrheit« bei den Antikern

Skepsis und Skeptizismus. Bis etwa zum Ende des zweiten Jahrhunderts n. Ch. wurde unter Skepsis eine philosophische Grundhaltung, im Sinne eines hohen intellektuellen Reflexionsniveaus verstanden.

Diese Bedeutung wandelte sich jedoch mit Sextus Empiricus und der Entwicklung einer eigenständigen akademischen Disziplin – dem Skeptizismus. Nun wurden die Begriffe Skepsis oder Skeptizismus fast ausschließlich im Zusammenhang mit dem Wahrheitsbegriff bezüglich einer »faktischen« Erkennbarkeit von Welt verwandt. »Eine systematische Philosophie, die sich selbst als erkenntniskritisch verstand, etablierte sich (jedoch bereits) mit Phyrron von Elis (360-270)« (Kanitscheider, 2000, 1). Diese Skeptiker glaubten, dass das Behaupten einer Erkennbarkeit essentialer Wahrheit der Dinge widersinnig sei. So war es zwar durchaus für sinnvoll erachtet worden, nach Wahrheit zu streben, man solle sich hierbei jedoch niemals von einer Gewissheit gesicherten Wissens gefangen nehmen lassen. Denn dieses wäre nicht zu finden, sei also eine Illusion.

Diese Denktradition geht zurück auf Vorstellungen einiger Sophisten, wie Gorgias aus Leontinoi. Jene *zeigten* bereits geschickt, dass das Finden einer sicheren Erfahrungsgrundlage zu einem Induktionsproblem führt. Gorgias aus Leontinoi (483-375) zweifelte darum grundsätzlich an einer Möglichkeit irgendeiner Art objektiver Erkenntnis (ebd., 2). Er vertrat vielmehr eine radikal solipsistische Position, deren Grundlage sein dreistufiges Argument in Form einer »reductio ad absurdum« schaffte:

*Gorgias'
»reductio ad
absordum«.*

1. »Es gibt nichts.«

2. »Gäbe es etwas, so könnte es nicht erkannt werden.«

3. »Gäbe es etwas und könnte es auch erkannt werden, so könnte das Erkannte doch nicht mitgeteilt werden.«

Wir werden dieser »reducio« zu einem späteren Zeitpunkt noch begegnen.

Die bereits angesprochene akademisierte Form skeptischen Denkens, der »akademische Skeptizismus«, entfaltet
seine »Stärke in erster Linie in der Auseinandersetzung mit
den Stoikern« (ebd., 3). Während die Stoiker *glaubten*, man
könne bestimmte Sinneseindrücke als unbezweifelbar wahr
anerkennen, wanden die Skeptiker dieser Schule hingegen
ein, dass dies zu glauben zwar grundsätzlich nicht falsch
sein muss, aber eben auch nicht zu beweisen sei: »Itaque
Arcesilaos negabt esse quitquam, quod sciri posset, ne illud
quidem ipsum, quod Socrates ubi reliquisset; sic omina la-
tere censebat in occulto; neque esse quidquam, quod cerni
aut intelligi posset: Es gibt nichts, sagte Arcesilaos, was man
wissen könnte, nicht einmal das, was Sokrates sich noch vor-
behielt. Alles liegt im Dunkel und es gibt nichts, was man
durchschauen oder verstehen könnte« (Cicero in Academica
I (12, 45); zit. nach Frey, 1963, 166). Allerdings ging zu einem
späteren Zeitpunkt aus dieser Schule eine erste Synthese
der Kontradiktion »absolutes Nichtwissen« und »sicheres
Erfahrungswissen« hervor. Sie kreierten so eine frühe Form
des popper'schen Fallibilismus (vgl. Kanitscheider, 2000).

Diese Diskurskultur, also die liberale Haltung der alten
Griechen und Römer zu teilweise sehr diskrepanten Denk-
traditionen, änderte sich erst mit dem Zerfall des römischen
Reiches und der Christianisierung der damaligen chaoti-
schen Welt des frühen Mittelalters, also um ca. 500 n.Ch.
(Kanitscheider, 2000). Nun durfte es keinen Zweifel mehr
geben, gerade dann nicht, wenn dieser Zweifel sich auf einzelne Teile oder gar das gesamte Werk der heiligen Schrift
bezog. Was »wahr« ist und was »falsch«, entschied zunehmend und ausschließlich der Klerus (vgl. Schmidt-Salomon,
2009).»In der Folge richtete sich die philosophische Diskussion um die skeptischen Argumente immer auf das Welt-
wissen, klammerte aber das Offenbarungswissen aus. Viele

Denker des Renaissance-Humanismus wie Pico della Mirandola oder Erasmus von Rotterdam lassen sich von den Argumenten des Sextus Empiricus zwar durchaus beeindrucken, beugen sich aber dann der Autorität der Bibel und den Interpretationsentscheidungen der Kirche. Gewissheit erhält eine moralische Dimension und der Zweifler steht im Verdacht mit dem Atheismus zu liebäugeln« (Kanitscheider, 2000, 6).

In der Folge mussten sich (christliche) Philosophen immer wieder mit dem »Schiefe-Bahn-Argument« auseinandersetzen. Sie mussten dafür sorgen, dass Kritik und rationale Analyse (logische Buchführung) an der richtigen Stelle halt machten; also gerade nicht konsequent zu Ende denken. Viele Denker versuchten mithin beides – Vernunftgebrauch in Form analytischen Denkens und christlichen Dogmatismus – zu verbinden. Nicht zuletzt zeigte sich dies in vermeintlich rationalen Argumenten zur Beweisführung für die Existenz Gottes (so z.B. bei Descartes). Und dennoch liefen sie Gefahr der Ketzerei »überführt« zu werden. So auch ist es zu verstehen, dass Renè Descartes, trotz eines Gottesbeweises – aus Angst vor Verfolgung und Tod – nach den Niederlanden übersiedelte und die Veröffentlichung seiner »Methode« um Jahre herauszögerte. Und tatsächlich, sobald die Arbeit veröffentlicht war, »warf man ihm vor, Wegbereiter des Atheismus zu sein« (ebd., 7). Da er dann auch noch unter mysteriösen Umständen starb, gilt sein Tot unter einigen Denkern bis zum heutigen Tage als wahrscheinlich durch den Klerus verursacht.

Analytisches Denken und Gottesbeweis.

2.2.1.2 Die wiederholte Entzauberung sicheren Wissens und Erkennens

Das erneuerte Problembewusstsein.

Es dauerte nach Descartes, Humes usw. Vorstößen dennoch annähernd 300 Jahre, bevor das dogmatische Konstrukt vom zuverlässigen Wissen und objektiver (dogmatischer) Wahrheit erneut zu bröckeln begann, und zwar besonders durch Denker wie Karl Popper. Nun wurde das sicher Geglaubte neuerlich auf die Probe gestellt. Es galt wieder, Denkbares und Gedachtes konsequent zu Ende zu denken um eben sicher Geglaubtem »absolute« Sicherheit nachzuweisen. Diese Sicherheit ist aber nur dann erreichbar, »wenn wir ein Fundament für unser Wissen haben, das heißt: wenn wir dieses Wissen so begründen können, dass es über jeden Zweifel erhaben ist« (Albert, 1991, 9f.). Über jeden Zweifel erhaben, könnten Auffassungen, Überzeugungen, Aussagen und damit auch Theorien jedoch nur dann sein, wenn es eine »absolute Begründung« und damit »Rechtfertigung« (Bartley, 1962) gäbe. Es braucht also den *archimedischen Punkt*, einen Punkt also, von welchem aus die offenbare Erkennbarkeit von Wirklichkeit (Erreichbarkeit) oder Feststellbarkeit von Wahrheit (Entscheidbarkeit), möglich wird. Davon ausgegangen, dass es diesen archimedischen Punkt gäbe, galten die Sätze vom zureichenden Grund (Tatsachenbegründung) und vom Widerspruch (Aussagenbegründung) (vgl. Popper, 1984), als paradigmatische Axiome, da nur über den Rekurs auf den vorausgesetzten archimedischen Punkt des Denkens, die für die zureichende Begründung erforderliche Gewissheit hergestellt werden kann (Albert, 1991, 11).

Der Satz vom zureichenden Grund.

Hier heraus ergab sich:

– Es kann nur das wahr sein, was auf zureichendem (unbezweifelbaren) Grund gesetzt ist.

64

– Alle mit der Wahrheit nicht unvereinbaren Alternativen sind abzuweisen, da sie falsch sein müssen.

Daraus ließ sich ein weiterer axiomatischer Satz ableiten: *Alle möglichen Alternativen sind abzuweisen, da es zur Wahrheit offenbar nur falsche Alternativen geben kann* (ebd. aber auch Popper, 1934/1994), was mithin zum theoretischen Monismus führen musste. Denn zwischen konkurrierenden Theorien konnte es nur eine geben, welche der Wahrheit entsprach.

Es kann nur eine Wahrheit geben.

Wie aber hatte man sich eine zureichende Gründung vorzustellen? Wie kann man diese denn leisten? Hierbei kam die Logik ins Spiel. Denn um Argumente auf ihre Gültigkeit hin zu überprüfen, braucht es explizierte oder auch implizierte formal eindeutige Folgerungen (vgl. hierzu auch Wittgenstein, 1921/2003; Bartley, 1962). Hiermit befand man sich jedoch beim zentralen Thema der formalen Logik[2], dem deduktiven Schließen (Kleinkecht & Wüst, 1976; Menne, 1966; Albert, 1991). Das deduktive Schließen war für den Fall eines Rekurses auf zureichende Gründe das Mittel der Wahl. Wird aber für *alles* eine Begründung verlangt, so muss man auch für jene Erkenntnisse eine Begründung liefern, auf welche man jeweils die zu begründende Auffassung – bzw. die betreffende Aussagenmenge – zurückgeführt hat. Hierbei stößt man dann aber auf eine unbefriedigende Wahl zwischen nur

Das Problem des deduktiven Schließens.

---

2 Für die Logik selbst jedoch sei hier schon gesagt, dass es sich hierbei nicht um eine Erkenntnistheorie handelt. Vielmehr wird Logik genutzt, um Erkenntnistheorie zu betreiben. Damit gilt: »Was wahr letztlich bedeutet, ist kein Problem der Logik, sondern der Erkenntnistheorie. Für die Logik ist ›wahr‹ letztlich ein undefinierter Grundbegriff« (Menne, 1966, 32). Allerdings kann man unterstellen, dass Erkenntnistheorie, bzw. jedwede Form von Theoriebildung und -diskussion mehr oder weniger logisch argumentativ geführt wird (vgl. auch Bartley, 1962 oder gar Maturana & Varela, 1987; Jaspers, 1919/1985; Heidegger, 1926/2001). Genauer sei hierauf jedoch im nächsten Abschnitt eingegangen.

drei Alternativen. Bekannt geworden ist das sich hieraus ergebende Begründungsproblem als *Münchhausen-Trilemma*[3] (Albert, 1991, 15; vgl. auch Popper, 1982, 135ff.; Bartley, 1962). Man hatte nun offenbar nur die Wahl zwischen:

1. einem *infiniten Regress*, der durch die Notwendigkeit gegeben erscheint, in der Suche nach Gründen immer weiter zurückzugehen, der aber praktisch nicht durchzuführen ist und daher keine sichere Grundlage liefert;

2. einem *logischen Zirkel* in der Deduktion, der dadurch entsteht, dass man in Begründungsverfahren auf Aussagen zurückgreift, die vorher schon als begründungsbedürftig aufgetreten waren und der ebenfalls zu keiner sicheren Grundlage führt; und schließlich:

3. einem *Abbruch des Verfahrens* an einem bestimmten Punkt, der zwar prinzipiell durchführbar scheint, aber eine willkürliche Suspendierung des Prinzips der zureichenden Begründung involvieren würde.

Engagement als Konsequenz?

Die Konsequenz hieraus wäre aber das Engagement – also die Entscheidung für einen ersten Grund, wie unter »2.2.2« noch ausführlich behandelt. Und dieses »Dilemma« ist auch nicht durch Ernsts Vorschlag (2007, 142ff.) unter Rückgriff auf Williams »default-and-challenge-structure« aufzulösen: Hierbei würde nun vom Skeptiker verlangt werden, gute Gründe für seinen Zweifel anzugeben. Im Falle des Münchhausentrilemmas jedoch wird schlicht nur gezeigt, dass gerade nicht mit *absoluter* Sicherheit gewusst werden kann, ob

---

3 Das Münchhausentrilemma wurde bereits vom pyrrhonischen Skeptiker – namentlich von Agrippa dem Skeptiker (um 100 n. Chr.) – formuliert und wird hierdurch heute auch noch als Agrippa-Trilemma bezeichnet (Ernst, 2007, 20ff.). Es handelt sich also auch hierbei um eine Neuentdeckung von bereits Gekanntem.

etwas der Fall ist oder nicht. Es wird also nur *angenommen*, dass auch das nicht mit absoluter Sicherheit gewusst werden kann. Also kann auch nur dann etwas widerlegt oder bewiesen werden, wenn eine erste Annahmen schon gesetzt ist, also Voraussetzungen gemacht wurden. Für die oben geschilderte Sicht gilt dann weder »nicht gerechtfertigt bis zum Beweis des Gegenteils« noch »gerechtfertigt bis zum Beweis des Gegenteils«. Ein Skeptiker würde sich auch selbst widersprechen, versuchte er mittels sicherer Beweisführungen seine Behauptungen zu rechtfertigen. Er verstrickte sich so nämlich in einen Selbstwiderspruch, also in eine Kontradiktion. So aber gesteht er zu, dass a tatsächlich der Fall ist oder – oder eben nicht –, er behauptet jedoch, dass weder dies mit absoluter – also unabhängiger – Sicherheit bewiesen oder widerlegt werden kann, noch, dass seine eigene skeptische Haltung dies kann usw. Es bleibt also auch für ihn bloß eine Annahme. Man könnte auch mit Ernsts eigenen Worten sagen, dass es eine Frage der Perspektive ist, wie sich entschieden wird, eben da diese Skepsis aus jenen Gründen widerspruchslos vertreten werden kann (vgl. Stegmüller, 1969, 450 ff.).

Dieselben Konsequenzen ergeben sich auch für ein induktives Ableitungsverfahren, da dieses sinnlich-objektive Daten der Theorie voraussetzt. Und hierüber Wahrheit zu finden, ist bereits vor der Entdeckung des operational geschlossenen Nervensystems im Konstruktivismus (Maturana & Varela, 1986), als Illusion gebrandmarkt worden. So fasste Born (1949) die Erkenntnisse Humes mit den Worten zusammen: »Keine Beobachtung und kein Experiment, wie ausgedehnt auch immer, kann mehr liefern als eine unendliche Zahl an Wiederholungen, daher transzendiert die Aufstellung eines Gesetzes immer unsere Erfahrung« (Born, 1949; zit. nach Popper, 1982, 85). Denn, so Popper, mit Humes

Das Problem beim induktiven Schließen.

Worten weiter, »Es ist logisch nicht gerechtfertigt von wiederholten Einzelfällen, von denen wir Erfahrungswissen haben, auf Fälle zu schließen, von denen wir kein Erfahrungswissen haben« (ebd., 92). Dies ist eben darum nicht zulässig, da damit niemals auszuschließen ist, dass es doch einmal anders sein kann. Bloß weil die Sonne 10000 mal aufging, garantiert dies nicht, dass sie auch beim nächsten mal aufgehen wird (vgl. auch Popper, 2000). Doch darüber hinaus ergeben sich Probleme dann, wenn »Erfahrungswissen« theoretisch gegründet, oder wenn Basissätze aufgestellt werden sollen. Denn so Albert (1991, 31): »Nehmen wir einmal an, die Erfahrungsbasis der Induktion sei vorhanden und unproblematisch, wir hätten also eine Menge brauchbarer singulärer Aussagen zur Verfügung, in denen Beobachtungsergebnisse formuliert wären. Um nun von da aus, durch ein induktives Verfahren zu allgemeinen Gesetzen zu gelangen, brauchen wir ein Induktionsprinzip, das solche Ableitungen erlauben würde, denn die deduktive Logik leistet bekanntlich so etwas nicht. Da ein solches Prinzip also nicht analytisch sein und auch nicht als Regel aus einer analytischen Aussage hervorgehen kann, müsste es synthetischen Charakter haben, was aber, wenn man induktive Begründungen für jede synthetische Aussage fordert, zu einem unlösbaren Problem führt«. Denn nun führt dies zu dem oben skizzierte Münchhausentrilemma.

Das Problem der Dialektik. Und auch Dialektik scheint kein probates Mittel zur Lösung zu sein, da sie genauso auch Voraussetzungen machen muss – und hierzu bedient sich gerade die Dialektik engagierter Vorannahmen. Ja sie schließt sozusagen erst an: Denn »es (das dialektische Denken) wirft über die schon vorhandenen rationalen Ergebnisse ein spezifisches Netzwerk, in dem die Begriffe zu neuen Beziehungen verknüpft, aber die Sachen nicht weiter erkannt werden. Sie ist in ihrer echten

68

Form am nächsten der Anschaulichkeit, während sie ganz auf dem scholastischen und experimentellen Denken beruht, die ihm erst den Stoff geben [...] Das Dialektische gibt dem Denken vor allem die ›Bildung‹, die beiden anderen Wege die ›Erkenntnisse‹« (Jaspers, 1985, 80).

2.2.1.3 Gibt es also keine Wissenschaft auf sicherem Fundament?

An dieser Stelle macht es Sinn, nochmals inne zu halten. Kann denn wirklich stichhaltig argumentiert werden, dass nichts sicher ist? Kann dies denn tatsächlich sowohl für die Erfahrungswissenschaften, also auch für die formalen Wissenschaften, wie Mathematik und Logik behauptet werden? Kann denn wirklich widerspruchslos »gezeigt« werden, dass alle Wissenschaft auf nicht weiter begründbaren ersten Annahmen bzw. Entscheidungen aufbaut? Wird also nur auf Grund intuitiver Evidenz entschieden – einer Form der Evidenz mithin, welche der Beliebigkeit Tür und Tor öffnet; also nichts weiter zulässt als den Glauben, dass etwa a der Fall ist oder nicht? Ist mithin die Basis aller Erfahrungs-, Geistes- und auch formalen Wissenschaft ein methaphysisches Engagement, ein Dogma, welches geglaubt werden muss?

Keine Basis ohne Dogma?

»Ja« ist die einfache Antwort Wolfgang Stegmüllers (1969) nachdem dieser eigentlich versucht war, die Fundamente formaler und der Erfahrungswissenschaften zu sichern. Doch wie kam er zu diesem Ergebnis; einem Ergebnis mithin, dass ihn, als von sicheren Fundamenten überzeugten Wissenschaftstheoretiker und analytischen Philosophen, spätestens mit Thomas Kuhns »Struktur wissenschaftlicher Revolution« schier hat verzweifeln lassen?

Eine einfache und erschreckende Antwort.

Der Ausgangspunkt Stegmüllers Argumentation sind nach logischen Kriterien drei nicht zu vereinbarende Thesen:

1. Alle Wissenschaften haben ausnahmslos eine metaphysische Grundlage.

2. Echte Wissenschaft ist frei von Metaphysik.

3. Einzelwissenschaften beruhen zwar für sich nicht auf Metaphysik – sind also unabhängig, Metaphysik selbst jedoch hat Bestand als Wissenschaft.

Wie zu sehen, können nach dem Satz des ausgeschlossenen Dritten und der Kontradiktionsregel nicht alle drei und nicht einmal zwei dieser drei Sätze zugleich richtig sein. Es kann nach formalen Regeln also nur einer richtig sein. Von Metaphysik frei bedeutet dann aber, dass es kein beliebiges Engagement geben darf, Wissenschaften also eine unbezweifelbare Grundlage besitzen müssen, also auf Sätzen oder Tatsachen beruhen, welche unumstößlich für sich wahr sind. Metaphysik hingegen müsste, um echte Wissenschaft zu sein, eben genau dieses Kriterium erfüllen, müsste also frei von Metaphysik sein.

Stegmüller versucht nun zuerst eine Metaphysik von Wissenschaft abzugrenzen. Hierbei jedoch stößt er auf ein erstes Problem. So können sich Metaphysik und Einzelwissenschaften höchstens durch die Arten der in ihnen herangezogenen Einsichten unterscheiden, also vom Objekt her. Hierzu müsste aber bestimmt werden, welche Objekte metaphysische und welche nicht metaphysische sind. Sodann könnte man Metaphysik als Wissenschaft vom Seienden als Seiendes oder vom Seienden im Allgemeinen definieren (vgl. Heidegger, 1943/2007).

Dies jedoch führt zu mindest zweierlei Einwänden: »Erstens müssen wir den Ausdruck Metaphysik so fassen, dass er alle geistige Tätigkeit, die auf Erkenntnis abzielt und nicht in den Rahmen einer empirischen Realwissenschaft noch in denjenigen logischer, methodologischer oder mathematischer Untersuchungen fällt, umfasst; m.a.W.: alles was Wissenschaft beansprucht, ohne Erfahrungs- oder Formalwissenschaft zu sein« (Stegmüller, 1969, 88). Metaphysik bezeichnete dann aber nur Ontologie.

Hier nun aber ergibt sich der zweite Einwand. Denn es wäre nicht einzusehen, warum allgemeine Aussagen über das Seiende oder das Sein als Solchem ausschließlich metaphysisch oder eben philosophisch sein sollen, aber nicht einzelwissenschaftlich sein dürfen (ebd.).

Metaphysik nur Ontologie?

Doch selbst wenn es zugelassen würde, ergäben sich noch Schwierigkeiten, da auch Aussagen über das spezielle Seiende, oder das Sein im Besonderen nicht zwingend einer erfahrungswissenschaftlichen oder formalen Grundlage entspringen, also nachgerade nicht realwissenschaftlichem oder formalem Forschen zugänglich ist. Denn »wenn von Seele oder Gott die Rede ist, dann ist nicht vom Seienden im allgemeinen die Rede, aber auch nicht von etwas, womit es irgendeine sonstige Einzelwissenschaft zu tun hätte« (ebd., 89). Denn der Nominalist akzeptiert nur die real existierende Welt als seiend.

Zusammengenommen gelingt es also weder die Metaphysik als reine Wissenschaft vom Transzendenten zu verstehen – da auch diese erfahrbare Objekte behandelt – noch als Wissenschaft vom Seienden, als real existierendem Allgemeinen, da sowohl die Real- und Formalwissenschaften nach dem Allgemeinen suchen, als auch da sich Metaphysik mit dem transzendenten speziellen Seienden beschäftigt.

Bleibt also nur der Versuch einer Abgrenzung über Urteilsakte. Gemeint ist damit die Unterscheidung in »synthetische versus analytische Aussagen«. Dabei können »wir (...) die

Abgrenzung über Urteilsakte?

metaphysischen Aussagen (aber nicht) positiv bestimmen. Metaphysik soll ja gerade der übrig bleibende Rest sein, dasjenige, was übrig bleibt, wenn man die anderen wissenschaftlichen Erkenntnisse abzieht« (ebd., 90). Es müsste also zuerst definiert werden, was analytische und was synthetische Urteile sind. Wäre dies bestimmt, könnte der übrig bleibende Rest als Metaphysik bezeichnet werden.

Analytisch versus synthetisch. Analytische Urteile beträfen aber dann mathematische und logische Aussagen, welche entweder aus rein logischen Gründen oder aufgrund ihrer wahren Form als richtig oder falsch unterschieden werden könnten. Synthetische Aussagen hingegen bezögen sich auf solche Aussagen, welche als realwissenschaftlich zu verstehen sind, sich sonach auf die eigentlichen »Wirklichkeitssätze« beziehen. Diese synthetischen »Basissätze« oder »Beobachtungssätze« sollen gerade nicht analytisch sein, also nicht mittels logischer oder mathematischer Sätze allein gerechtfertigt sein.

Da für analytische Urteile auf rein formale Sprachsysteme zurückgegriffen würde, welche für sich nichts über die Wirklichkeit aussagen, Metaphysik uns jedoch etwas über die Wirklichkeit lehren soll, wäre ein erstes Kriterium vermeintlich gefunden. Da diese formalen Sprachsysteme jedoch nicht an sich sein können, als Sprachsysteme also erst durch eine viel ursprünglichere Alltagssprache – welche mithin mehrwertig ist, sich auf Objekte und Begegnungen bezieht etc. – definiert werden muss, hebt sich auch dieser Versuch wieder auf (Stegmüller, 1969, 73ff.). Man kann rein analytischen Sätzen also ihre Erfahrungsbasis nachweisen (ebd.).

Hypothetisch versus nicht-hypothetisch. Da diese Erfahrungsbasis auch die empirischen Wissenschaften als solche betrifft, bietet Stegmüller (ebd., 91) die Unterscheidung »hypothetisch = empirisch«, »nicht-hypothetisch (dogmatisch) = metaphysisch« an. Doch auch hierbei ergeben sich Schwierigkeiten, da auch empirische Wissenschaften »Tatsachen« als gegeben voraussetzen müssen, z.B. eine Umwelt, welche wir beobachten können (Sätze über das unmittelbar Gegebene, welche nicht weiter begründet werden können), sich also auf nicht-hypothetische Sätze stützen müssen um wahre Aussagen von falschen oder von Scheinaussagen unterscheiden zu können.

Aus eben diesem Grund führt Stegmüller (ebd.) ein weiteres Kriterium (spezifisch versus generell) ein. Metaphysik beschäftige sich nun mit solcherlei Aussagen, welche genereller und nicht-hypothetischer Natur sind, erfahrungswissenschaftliche Aussagen hingegen sollen sowohl speziell und nicht-hypothetisch als auch speziell oder generell[4] und hypothetisch sein. Doch wiederum ergeben sich Schwierigkeiten, eben da auch in der Metaphysik singuläre nicht-hypothetische Aussagen wie »Gott ist allmächtig« verwendet werden.

Spezifisch, singulär versus generell.

Nun könnten weitere Versuche einer Differenzierung auf diesem Wege oder dem Wege einer begrifflichen Differenzierung geleistet werden, doch Stegmüller kommt zu dem Schluss, dass auch diese Versuche scheitern, weil sie immer wieder zum Problem der Urteilsakte führen (ebd., 94), eben da in beiden Fällen *a priori* Annahmen gemacht werden müssen. Wie aber kann man bei *a priori* Annahmen zwischen richtig oder falsch entscheiden? Wäre es auch hier wieder eine Frage der Entscheidung aufgrund metaphysischer Evidenz, einer Evidenz mithin, welche nicht-hypothetisch, dogmatisch oder gar beliebig, da intuitiv wäre? Könnte man, wenn es schon hier nicht zu entscheiden sein sollte – was

Apriori-Annahmen als Problem der Urteilsakte.

---

4 Generelle empirische Aussagen sind stets nur hypothetisch, selbst wenn sie wie selbstverständlich hingenommen werden (z.B. »Alle Menschen sind sterblich.«, »Alle Schwäne sind weiß.«, »Alle Menschen sind Leib-Subjekte.« usw.).

ja noch nicht eindeutig geklärt scheint – dann zumindest zwischen sinnvollen und sinnlosen Aussagen entscheiden? Schließlich wurde dies nicht zu unrecht von Wittgenstein oder auch Carnap gefordert.

Man müsste sich also auf die Aussagen als Sprachkonstrukte zurückziehen, um Philosophie und Wissenschaft frei zu machen von Scheinproblemen und sinnlosen Sätzen. Denn »was sich überhaupt sagen lässt, lässt sich klar sagen; und wovon man nicht reden kann, darüber muss man schweigen« (Wittgenstein, 1922/2003, 7). Nur aber Tatsachen können Sinn ausdrücken (ebd., §3.142), in der Form des Satzes ist also dessen Sinn enthalten, nicht aber dessen Inhalt (ebd., §3.14). Erst die Tatsachen also machen einen Satz sonach zu einem sinnvollen Satz und Sätze die nur aus Namen bestehen oder etwas beschreiben oder Aussagen, was nicht »tatsächlich« ist, sind sonach sinnlose Sätze.

Philosophie aber sollte dann Sprachkritik sein (ebd., §4.0-031) und zwar um sinnlose Sätze von sinnvollen zu unterscheiden, Sätze mithin, welche sich auf die gedachte Wirklichkeit – als (Ab-)Bild – beziehen. Sätze, welche dieser Wirklichkeit jedoch nicht entsprechen, sind dann aber sinnlos. Denn ein Satz stellt das Bestehen oder Nicht-Bestehen eines Sachverhaltes dar (ebd., §4.1.). Sachverhalte jedoch sind die Verbindungen von Gegenständen (Dingen, Sachen), und dieses wiederum sind die Tatsachen selbst (ebd., §2).

»Der Sinn des Satzes ist (also) seine Übereinstimmung mit den Möglichkeiten des Bestehens und Nicht-Bestehens der Sachverhalte« (ebd., §4.2). Wenn es nun möglich wäre, alle wahren Elementarsätze zu bestimmen, dann wäre die Welt vollständig beschrieben (ebd., §4.26).

Das Problem aber ist nun, dass diese Elementarsätze eine Wahrheitsfunktion ihrer selbst sind (ebd., §5), und somit eine Tautologie darstellen. Tautologien jedoch sind Sätze deren Wahrheiten gewiss sind (ebd., §4.464), und somit sinnlos. Diese Sätze sagen also gerade nichts über die Sachverhalte und damit Tatsachen aus. Und da auf Elementarsätzen eine Logik fußen soll, eine Tautologie jedoch aus allen Sätzen folgen muss, sagen diese Sätze nichts (ebd., §5.142). »Alle Sätze der Logik sagen (also) dasselbe. Nämlich Nichts« (ebd., §5.44). Sie setzen vielmehr voraus, dass Namen Bedeutungen und Elementarsätze Sinn haben (ebd., §6.124). »Alles was wir (aber) überhaupt beschreiben können, könnte auch anders sein. Es gibt keine Ordnung der Dinge a priori« (ebd., 5.634). *Was die Sätze der Logik voraussetzen.*

Damit jedoch können auch Sätze weder logisch noch empirisch vollständig bestätigungsfähig sein. Es bleibt also nur die intuitive Evidenz, die unmittelbare Einsicht also, dass etwas der Fall ist oder nicht, dass etwas sinnvoll ist oder nicht. Das Sinnlosigkeitsdogma hat also selbst einen metaphysischen Ursprung, ist also eine Festsetzung »dass es in der Sprache eine ihr immanente Logik gäbe« (Stegmüller, 1969, 120), welche das Abbild von Tatsachen darstelle und diese geordnet widerspiegle. Die Untersuchung formaler Sprache (jedoch) hat ihrerseits dieses Dogma entthront; »denn *die* Sprache gibt es nicht und damit auch nicht *die* eine und einzige Sprachlogik« (ebd., 121). Und weiter: »Metaphysische Sprachen sind ebenso möglich, wie nicht-metaphysische und für welche man sich entscheidet, ist Sache der freien Wahl« (ebd.). Formale Sprache muss also genauso vermittels Alltagssprache definiert werden und trägt also die gesamte Symbolik und Reglementierung bereits in sich (vgl. Wittgenstein, 1922/2003).

Alles führt also immer wieder zum Evidenzproblem und zwar im Sinne der Frage nach »sicherer Evidenz«, verstanden also als ein *wahres* und damit von weiterer Rechtfertigung freies Kriterium anhand dessen eindeutig und letzt- *Alles führt zum Evidenzproblem.*

75

gültig z.B. zwischen richtig und falsch entschieden werden könne. Bisherige Analysen jedoch legen nahe, dass dieses sichere Kriterium nicht zu finden ist, ja dass eben die erste – eingangs von Stegmüller formulierte – These zutrifft.

Das Evidenzproblem

Was Evidenz ist.

Die ersten Schwierigkeiten jedoch ergeben sich laut Stegmüller bereits bei der inhaltlichen Bestimmung des Evidenzbegriffs. Es zeigt sich nämlich, dass er nicht *quit iuris* erörtert werden kann. »Es erweist sich auch als unmöglich, zulässige wissenschaftliche Evidenzarten von unzulässigen metaphysischen zu sondern und ein Argument gegen die letzteren vorzubringen, das sich nur auf die ersteren stützt« (Stegmüller, 1969, 76.).

Damit jedoch haben wir ein ernstzunehmendes Dilemma sowohl für die formalen, als auch für die Erfahrungswissenschaften. Darum auch bedient sich Stegmüller einer vorläufig nominalistischen Vorgehensweise: »Den Begriff der Evidenz und den der Einsicht verwenden wir im allgemeinsten Sinn, vorläufig ohne jegliche Differenzierung, etwa nach Qualität (apodiktische, assertorische Evidenz), oder nach dem Gegenstandbereich, auf den sich die evidenten Aussagen beziehen (logische, mathematische Evidenz, Wahrnehmungsevidenz etc.) usw. Den Begriff Evidenz definieren wird nicht, denn dies ist unmöglich. Nur anhand von Beispielen kann das, was damit gemeint ist, erläutert und können Missverständnisse darüber beseitigt werden« (ebd., 162).

Beispiel.

Bei Sätzen, wie »Es ist evident, dass man wissen muss, wovon man spricht.« oder »Es ist einzusehen, dass man eine unendliche Folge nicht bis zur Gänze durchlaufen kann.«

handelt es sich nach Stegmüller (ebd., 163) um Evidenz ohne die Notwendigkeit einer Einsicht.

Diese Evidenz würde immer da verwendet, wo Urteile gefällt werden, welche ein Wissen beanspruchen. Dabei unterteilt Stegmüller das betreffende Wissen in schwaches und starkes Wissen. Das Wissen in seiner schwachen Form wäre hierbei hypothetisches Wissen, also Wissen welches erst noch abzusichern ist, das Wissen in seiner starken Form meint ein endgültiges, also sicheres Wissen. Den Begriff der nicht-intuitiven oder auch sicheren »Evidenz« verwendet er nur im letzten Fall, da gegen unvollständiges, also schwaches Wissen argumentiert, es also bezweifelt werden kann (ebd.). *Sicheres Wissen, hypothetisches Wissen und Evidenzerleben.*

Zudem grenzt Stegmüller auf sicherem Wissen aufbauende Evidenz von Evidenzerleben ab. Bei Evidenz könne es sich gerade nicht um ein Gefühl handeln, da es dann bestenfalls eine psychologische Bedeutung hätte (ebd., 164); wofür niemals »objektive« Geltung beansprucht werden könnte. Aber: »Wie steht es denn, wenn *A* dem *B* zeigen will, dass eine Beweisführung von *B* falsch war? Gewiss, es kommt auf den objektiven Begründungszusammenhang der Sätze an, aber ebenso kommt es *in dieser Situation* darauf an, dass *B* in der Bemerkung von *A erkennt*, dass ein solcher Begründungszusammenhang nicht vorliegt. Es sind gewisse Axiome vorausgesetzt worden, bezüglich derer zwischen *A* und *B* volle Einigkeit besteht; dasselbe gilt von bestimmten Schlussregeln, kraft derer aus den Axiomen weitere Sätze abgeleitet werden können. An einer Stelle hat nun *B* die Schlussregel fehlerhaft angewendet. Eben aber der Nachweis davon ist eine rein mechanische Angelegenheit. Der Satz *p* ist nicht aus der Satzklasse *K* mittels der Regel *R* unmittelbar ableitbar, wie *B* behauptet, und das dies nicht der Fall ist, ergibt sich aufgrund der Prüfung der Form des *Logisch nicht zu überzeugen.*

77

Satzes *p*, der Satzklasse *K* und der Regel *R* allein. Was besagt aber ›Prüfung‹ in diesem Falle anderes, als das *B* zur *Einsicht* kommen soll, dass der Satz *p* und die Satzklasse *K* nicht in jener Relation zueinander stehen, die von der Regel *R* verlangt wird. Mit logischen Argumenten kann man an dieser Stelle gegen *B* gar nichts ausrichten (...) Wenn *B* dies nicht einsieht, dann besteht keine Möglichkeit mehr eine Einigung zwischen *A* und *B* zu erzielen« (ebd., 164f.).

Einigung kann aber nur dann zu Stande kommen, wenn Evidenz gerade kein rein subjektives Gefühl ist, allein logisch jedoch kann sie auch nicht sein. Vielmehr handelt es sich um eine Form intuitiver Evidenz. Ohne diese kommen wir nicht aus (ebd.). Sie mag zwar nicht der Grund sein, dass aus einem Satz p der Satzklasse K die die Regel R verlangt nur der eine Schluss zulässig ist, sie jedoch ermöglicht erst die Einigung, dass es sich so und nur so verhält; denn bezweifelt oder schlicht nicht geglaubt werden kann es auch dann noch, wenn tatsächlich nur der Satz p aus der Satzklasse K unter der Verwendung der Regel R abgeleitet werden kann.

Unmöglich-keit logisch endgültigen Beweisens. Es ist also nicht möglich, einen »endgültigen« Beweis dafür zu finden. Genauso auch ist es nicht möglich, einen evidenten Beweis dafür zu erbringen, dass Evidenz gerade nicht benötigt wird, eben da sie das »Wie« und nicht das »Worüber« des Urteilens ist (ebd. 167f.). »Hier stehen wir am entscheidenden Punkt unserer gesamten Betrachtungen (...) Das Evidenzproblem ist absolut unlösbar, die Frage ob es Einsicht gibt oder nicht, absolut unentscheidbar« (ebd., 168). Denn alle Argumente für ein sicheres Kriterium »stellen einen circulus vitiosus dar und alle Argumente gegen sie einen Selbstwiderspruch« (ebd. 169). Und doch komme Wissenschaft ohne Evidenz nicht aus – so Stegmüller. An *Evidenz* muss dann aber *als* eine *vorrationale Urentscheidung* geglaubt werden. Sie wäre jedoch nicht weiter zu begründen. Sie könne zwar in unterschiedlichste Einsichtsarten unterschieden werden, und hierbei kann sich dann nochmals für oder gegen die eine oder andere Einsichtsart gestellt werden, z.B. könne festgelegt werden, dass nur eine formallogische oder synthetisch empirische Einsichtsart zulässig ist. Doch all dies bleibt engagiertes Entscheiden; ein Entscheiden mithin, welches andere Entscheidungen, welche wiederum auf Einsicht gründen, welche wiederum Entscheidungen sind, welche auf weiteren entschiedenen Einsichten gründen usw. voraussetzt.

Bis hierher kann also festgehalten werden, dass: *Erste Ergebnisse.*

- Evidenz notwendige Voraussetzung ist um Entscheidungen zu treffen

- mithin nichts behauptet werden kann, wenn Evidenz nicht zugelassen wird

- sich jedoch all dies auf eine intuitive »vorrationale Urentscheidung« gründet, welche sich nicht weiter begründen lässt.

»Wer also etwas vertritt, glaubt an Evidenz, und für den gilt dann unser Satz, dass dieser Glaube keiner weiteren Rechtfertigung fähig ist« (Stegmüller, 1969, 175). Um diese Art des Dogmatismus kommt man also nicht herum, egal also ob an eine »wahre« und unumstößliche Evidenz geglaubt wird oder nur an eine relative. Ohne Evidenz aber geht es eben auch nicht, da sonst weder wissenschaftliches noch alltägliches Zusammenleben möglich wäre (man könnte sich weder verständigen, noch in einer Welt zurechtfinden). Es ist also nach Stegmüller wichtig einzusehen, dass der Glaube an die Evidenz einen Dogmatismus in dem Sinne darstellt, dass es ein Glaube an ein nicht weiter Begründbares ist (ebd., 187). *Es bleibt der Glaube.*

Damit jedoch wird Wissenschaft in ihrem Ursprung absolutistisch! Denn es wird erst etwas vorausgesetzt, bevor etwas erkannt, erforscht oder gewusst werden kann (ebd., 193) und dies trifft auf ›Alles‹ zu, also neben den Wissenschaften auch auf Ethik, Religion (ebd., 200ff.) und Existentialismus (ebd., 213ff.).

Sprache und Evidenz. Dieses Dogmatische trifft, wie immer wieder angedeutet, sowohl auf formal-wissenschaftliche Disziplinen als auch auf die Erfahrungswissenschaften zu. Bezüglich der Formalwissenschaften kommt Stegmüller (ebd., 265) zu diesem Schluss, da Denken allgemein – aber auch formales Denken – eben an Begriffen hänge, welche, wie gesehen, zuvorderst definiert werden müssen. Zwar sind formale Sprachen damit frei von Alltagssprache, doch sind sie eben aus dieser erst entstanden, eben vermittels alltagssprachlicher Definitionen. Darüber hinaus jedoch wird oft übersehen, »dass bei jedem einzelnen Definitionsschritt eine zusätzliche Überlegung, welche an unmittelbare Evidenz appellieren muss, anzustellen ist« (ebd., 266). So müssen auch die Regeln des Ableitens, Definierens usw. selbst wieder definiert werden und zwar so, dass das gesamte System als evident erscheint. Sonach steckt auch in jedem Folgeschritt und jedem Anfangsschritt der Konstruktion oder vermeintlichen Entdeckung formaler (Sprach)-Systeme metaphysisches, eben weil dies ohne Rückgriff auf intuitive Evidenz nicht zu leisten ist.

Doch es trifft auch bestehende Systeme selbst, also den Gebrauch bestehender Axiome und Schlussregeln. Denn so Stegmüller: »(...) es kann für die Auswahl der Axiome sowie der Schlussregeln (bzw. Schlussregel, falls eine einzelne genügt) nichts anderes als die Berufung auf die intuitive Evidenz der betreffenden interpretierten Formeln maßgebend sein« (ebd., 265). In allen Fällen kommen wir also zu den deduktiven Begründungsschwierigkeiten, also zum aggripa'schen Trilemma.

Letztlich führt auch dies zur Erkenntnis, dass die Logik und Mathematik »metaphysische Voraussetzungen, sowohl im objektiv-gegenständlichen, wie im subjektiven Sinne machen muss« (ebd., 271). Und weiter: »Alle diese Erwägungen gelten selbst unter der Voraussetzung, dass die Idee einer Metamathematik vollkommen realisiert wurde (...) Die Diskussion der Grundlegung von Logik und Mathematik hat unsere Grundthese aufs neue bestätigt. Eine ›Selbstgarantie‹ des menschlichen Denkens ist, auf welchem Gebiet auch immer, ausgeschlossen. Man kann nicht vollkommen ›voraussetzungslos‹ ein positives Resultat gewinnen. Man muss bereits an etwas glauben, um anderes rechtfertigen zu können. Mehr könnte sinnvollerweise nur dann verlangt werden, wenn wir die Endlichkeit unseres Seins zu überspringen vermögen. Aber der archimedische Punkt außerhalb unserer endlichen Realität bleibt, zumindest für uns, eine Fiktion« (ebd., 307).

Formalwissenschaften haben metaphysische Voraussetzungen.

Nun gut, könnte noch immer eingewandt werden, dies mag ja sein, trifft also möglicherweise auf die formalen Wissenschaften zu. Gilt dies aber auch für die Erfahrungswissenschaften. Sind auch diese wirklich auf intuitive Evidenz angewiesen, oder könnte wenigstens für diese Voraussetzungsfreiheit angenommen werden?

Oben wurde ja bereits angedeutet, dass es sich genauso verhält. Hier nun soll diese Frage eingehender beantwortet werden. Stegmüller (ebd., 309) leistet dies über die Behandlung der drei Problemgruppen erfahrungs- bzw. naturwissenschaftlicher Erkenntnisverfahren:

Erfahrungswissenschaften und metaphysische Voraussetzungen.

1. das Basisproblem

2. das Problem der Bestätigung und Prüfbarkeit empirischer Aussagen

3. das Problem der Induktion oder der induktiven Bestätigung von Sätzen

Das Basisproblem.

Beim ersten Problem geht es um die Frage prinzipieller Beliebigkeit von Basissätzen, also von Sätzen, welche sich empirisch bestätigen lassen müssen. Ein Beispiel für einen solchen Basissatz wäre: »Für alle Raum-Zeit-Punkte gilt; wenn für einen solchen Punkt das und das der Fall ist, dann ist auch das und das für ihn der Fall« (ebd., 310). Ein Basissatz ist also ein genereller »Wenn-dann-Satz«, auch wenn es sich in den meisten Fällen etwas komplizierter verhält, da sich der »Dann-Satz« nicht auf dieselben Raum-Zeit-Punkte bezieht, sondern auf eine Gesamtheit von Punkten, von denen auf Grund der Formulierung des Gesetzes bekannt ist, dass sie zum »Wenn-Satz« in Beziehung stehen. »Unter allen Problemen, die diese Sätze betreffen, ist uns das dringlichste dies, ob es sich hierbei um ein unveränderlichen, festen Maßstab handelt oder ob wir hier keineswegs bei einem letzten Fundament angelangt seien, vielmehr auch diese Sätze ebenso wie die Sätze der Theorie selbst jederzeit einer Revision unterzogen werden, bzw. zur Gänze durch andere Basissätze ersetzt werden können« (ebd., 311).

Das Problem der Prüfbarkeit.

Zur Behandlung des zweiten Problems muss zuvor in eine logische und eine empirische Analyse unterschieden werden. Bei einer logischen Analyse wiederum kommen drei verschiedene Operationsformen zur Anwendung: Ableitungsketten, Definitionsketten und Ketten von Reduktionen. Beim empirischen Analyseverfahren hingegen muss zusätzlich das Prädikat »beobachtbar« eingeführt werden; wobei mit beobachtbar alles sinnlich Wahrnehmbare gemeint ist (ebd., 312f.).

Ein Satz wäre hiernach dann bestätigungsfähig, wenn dieser zurückgeführt werden kann auf eine Klasse von Sätzen mit beobachtbaren Prädikaten. Hiermit kommen wir aber zum dritten Problem. Es stellt sich also die Frage, ob empirische Sätze allgemein und Basissätze im Besonderen durch wiederholte Messung verifizierbar oder aber falsifizierbar sind und zwar mit absoluter Sicherheit, also von Vorannahmen frei. Denn Beliebigkeit ließe sich eben nur dann vermeiden, »wenn man für die empirischen Wissenschaften eine nicht bloß empirische, sondern darüber hinaus a priorische Grundlagen annähme« (ebd., 316).

Das Induktionsproblem.

Da die erfahrungswissenschaftliche Grundlegung jedoch keinen rein analytischen Begründungszusammenhang zulassen kann, müsste ein synthetischer Apriorismus gefunden werden. Bei dem Versuch, dieses zu leisten jedoch, ergeben sich erhebliche Schwierigkeiten. Denn: »ganz gleichgültig, ob man der positivistischen Auffassung huldigt, wonach die Klassen der sinnvollen Aussagen sich vollständig in die der analytischen und der empirisch-synthetischen gliedert, sodass für synthetisch-apriorische Sätze überhaupt kein Raum mehr übrig bleibt, oder ob man im Gegenteil derartige synthetisch-apriorische Aussagen nicht nur für sinnvoll hält, sondern in ihnen sogar notwendige Grundlagen jeder speziellen Erfahrungswissenschaft erblickt, das von uns angeschnittene Problem bleibt davon völlig unberührt.

Das Problem von Apriori-Annahmen.

Dazu muß man sich nur klar machen, was ein solcher Apriorismus bedeuten kann. Sicherlich nicht dies, dass sämtliche in einer Naturwissenschaft anzutreffenden Gesamtaussagen apriorischen Charakter tragen. Vielmehr müsste sich ein derartiger Apriorismus darauf beschränken, einige allgemeine gesetzliche Beziehungen als a priori gültige hinzustellen, während alle speziellen Naturgesetze weiterhin eine Bewährung durch die Erfahrung erheischen würden. Leugnung dieses Sachverhalts würde Leugnung der Erfahrungswissenschaften überhaupt und deren Auflösung in eine ›rein apriorische Metaphysik‹ bedeuten. Bezüglich der nicht als apriori gültig angenommenen Gesetze würde aber sofort wieder die Frage auftauchen, ob die zu ihrer Überprüfung verwendeten Basissätze objektiver oder konventioneller Natur seien« (ebd., 316f.).

Und wieder das Basis-problem. Damit jedoch stehen wir erneut am Ausgangspunkt. Denn nun stellt sich das Basisproblem erneut zur Disposition. Dieses kann also nur dann gelöst werden – so Stegmüller – wenn die Frage nach der erfahrungswissenschaftlichen Erkenntnisgrundlage selbst geklärt ist, also die Frage ob es sich um konventionelle oder objektive Erkenntnis handelt. Es stellt sich also die Frage nach entweder Korrespondenz von Welt und Wahrnehmung, oder nach Konsensus zwischen Fachleuten, also einer konventionellen Grundlage (s.a. Kriz, 1981; Kriz, Lück & Heidbrink, 1990).

Zu dieser Grundfrage kommt es, da eben nur eine objektive Basis sicheres Fundament empirischer Wissenschaften garantiert. Konventionelle Sätze hingegen, also eine Objektivität im Sinne intersubjektiver Verständlichkeit oder auch intersubjektiver Nachprüfbarkeit, wären nur Beschlüsse und *Korrespon-denz oder Konsens?* damit nachgerade unsicher. In diesem letzten Fall könnten dann Basissätze vermittels Beschluss einer Forschergemeinschaft einfach ausgetauscht werden; sie wären mithin beliebig (ebd., 329). Denn selbst das Angeben von Operationen, welche durchgeführt zu den selben Ergebnissen beobachtbarer Phänomene führen, sagen zuerst einmal nichts über das faktisch Objektive an sich aus. Damit dies nämlich möglich wäre, müsste dann wieder vorausgesetzt werden, dass es sich bei den Sätzen um tatsächliche Beschreibungen von

Welt handelt. Es wäre also noch nichts bezüglich einer sicheren unbezweifelbaren oder auch wahren Basis gewonnen. Diese Schwierigkeit bestünde selbst unter analytischer Vorgehensweise eines Begründungsversuchs. Denn nun hätten wir es wiederum mit den oben geschilderten Schwierigkeiten und zuletzt mit dem aggripa'schen Trilemma zu tun. Doch selbst wenn diese Schwierigkeiten nicht auftreten würden, ergäben sich Probleme, eben da sich synthetische Basissätze nicht allein formal gründen lassen sollen. Die Begründung empirischer Sätze und auch deren Basissätze verlangt eine inhaltliche Bestimmung ihrer Gegenstände, sie müssten also neben einer syntaktischen Wahrheit auch eine semantische vorweisen, um als synthetische Sätze zu gelten (ebd., 322f.). »Da es sich also um Sätze handeln soll, die einerseits logisch nicht weiter begründet sind, andererseits (...) nicht willkürlich festgesetzt werden können, so kann die geforderte Objektivität nur darin bestehen, dass für die, den Sätzen zugrunde liegenden, Urteile (absolute) Evidenz beansprucht wird, oder anders ausgedrückt, dass es sich um Urteile handelt, die erstens in objektiv wahre und objektiv falsche eingeteilt werden können, und zweitens aufgrund eines eindeutigen Wahrheitskriteriums als wahre feststellbar sind« (ebd., 330).

Da nun aber dies heißt, dass Erfahrungswissenschaften die Welt nur vermittels Sinneseindrücken zu belegen trachten können, muss deren »Reinheit« nachgewiesen werden. Das Wahrgenommene muss also ein perfektes Spiegelbild des Wahrgenommenen sein. Damit aber dies gelten kann, muss unbezweifelbar nachgewiesen werden, dass jene Korrespondenz besteht (vgl. Kriz, Lück & Heidbrink, 1990).

Nun lässt sich nach Stegmüller (1969, 331f.) jedoch sehr leicht zeigen, dass schon unabhängig von einem »Wissen« um die operationale Schließung unseres Nervensystems,

Das Problem semantischer Wahrheitsbestimmung.

und auch unabhängig von einem »Wissen«, dass unser zentrales Nervensystem mehr aus sich heraus Wahrnehmungsinhalte konstruiert als empfängt (Maturana, 2000; Maturana & Varela, 1987); und zuletzt unabhängig von den bisher gescheiterten Versuchen, eine geschilderte Wahrnehmung im Gehirn selbst zu finden (Roth, 2007), Wahrnehmungen von Welt erst vermittels Erinnerungen möglich werden. »Die

Erinnerung auf lange Sicht. Einführung einer reinen Wahrnehmungsevidenz ist (sonach) fiktiv, da sie eine Erinnerungsevidenz voraussetzt, und zwar durchaus jene Erinnerungsevidenz ›auf lange Sicht‹ (...) Dies ergibt sich unmittelbar aus der Heranziehung von Axiom 1[5]: Da im intersubjektiven wissenschaftlichen Verkehr nur Sätze relevant sind und nicht umformulierte Urteilsakte, muss das gesamte System der sprachlichen Gebrauchsregeln als be-

---

5 Stegmüller (1969, 320ff.) gibt sechs Axiome an, welche für alle Erfahrungswissenschaften gleichermaßen gelten sollen. Diese sollen hier nur der Vollständigkeit halber wiedergegeben werden:

A_1 Nur Sätze sind wissenschaftliche relevant. Nur Sätze bilden daher den Gegenstand wissenschaftlicher Betrachtungen. Psychische Urteile oder Urteile als bedeutende Einheiten in Sätzen nicht.

A_2 Jede Theorie kann formalisiert werden (Kalkülbildung).

A_3 Im Gegensatz zu logisch-mathematischen Systemen ist die Widerspruchsfreiheit für eine empirische Theorie bloß eine notwendige, nicht dagegen eine hinreichende Bedingung dafür, um akzeptiert zu werden.

A_4 Erfahrungswissenschaften dürfen nicht in Kalküle verwandelt werden. Jede wissenschaftslogische Interpretation der erfahrungswissenschaftlichen Erkenntnis, die zu diesem Ergebnis führt, ist inadäquat.

A_5 Es besteht keine untrügliche Erinnerungsevidenz auf lange Sicht.

A_6 Das Basisproblem besteht unabhängig von der Frage nach einer apriorischen Grundlage der Erfahrungswissenschaften überhaupt.

86

kannt vorausgesetzt werden. Diese Gebrauchsregeln wurden jeweils in der Vergangenheit gelernt (...) Wenn jemand z.B. sagt, ›ich sehe etwas Rotes‹, so kann dies zweierlei bedeuten. Entweder das Wort Rot wird zum ersten mal verwendet; dann stellt der Satz gar keine Behauptung, sondern eine Nominaldefinition dar. Es wird festgestellt, in welchem Sinn das Wort ›Rot‹ verwendet werden soll (...) wir wären also wieder im reinen Konventionalismus (...) gelandet. Die andere Möglichkeit ist die, dass das Wort ›Rot‹ bereits seiner Bedeutung nach als bestimmt angesehen wird, der diesen Satz Aussprechende sich also auf den in der Vergangenheit gelernten Satzgebrauch stützt. Dann stellt der Wortkomplex (...) zwar eine Aussage dar,« aber er irrt sich möglicherweise aufgrund einer Erinnerungsfälschung »bezüglich der Verwendung des Wortes ›Rot‹, da er etwas rot nennt, was er seiner sprachüblichen Gebrauchsregeln gemäß eigentlich als blau bezeichnen müsste« (Stegmüller, 1969, 331ff.).

Diesen Sachverhalt hat Thomas Kuhn (1976) noch eingehender behandelt und Jürgen Kriz (1981) sehr anschaulich deutlich gemacht. Erfahrungen können nach Kriz (ebd., 16ff.) immer nur vor dem Hintergrund phylogenetischer, ontogenetischer und soziogenetischer Entwicklung verstanden werden. Wie der Laie, so steht auch der Wissenschaftler immer schon in einem Erfahrungshorizont, von welchem sich freizumachen unmöglich ist. Das, was erfahren wird, ist also immer schon gebunden an den stammesgeschichtlichen Entwicklungsstand »Mensch«, »insbesondere an die spezifischen Sinnesorgane und das zentrale Nervensystem (ebd., 16)«, sowie an die eigene biologische und psychologische Vergangenheit, welche die »Erfahrungsstruktur der Gegenwart und der Zukunft« prägt (ebd., 17), als auch an den Entwicklungsstand der Gesellschaft »in der ich sozialisiert worden bin (mit ihren spezifischen Interaktionsregeln

Erfahrung ist phylo-, onto- und soziogenetisch geformt?

und materiellen Gegebenheiten)« (ebd., 17). Da also »unsere Wirklichkeit immer schon historisch und gesellschaftlich geprägt ist, kann es in diesem Prozess (empirische Erkenntnisgewinnung, eingeführt J.R.) weniger um irgendeine ›Wahrheit‹ gehen, als vielmehr um intersubjektiv akzeptierte Sinnstrukturen« (ebd., 54).

Erfahrungs-wissen-schaften brauchen weitere Annahmen?

Abschließend kommt so auch Stegmüller selbst zu dem Befund, dass für die Erfahrungswissenschaften neben den Annahmen, die bereits formale Wissenschaften voraussetzen müssen, noch weitere Annahmen nötig werden. Die erste Annahme ist der irrationale Glaube an die Kontinuität des Sprachgebrauchs (ebd., 343), die zweite ist das Ausschließen möglicher Basissätze vermittels intuitiver Evidenz (ebd., 342f.).

Zuletzt ist es also eine Frage des Glaubens, ob man sich für eine Korrespondenztheorie gegenüber einer Konsenstheorie entscheidet, genauso, wie es eine Frage des Glaubens ist, ob Kohärenz in der Theorie notwendig ist. Formale oder auch erfahrungswissenschaftliche Sätze setzen die Gültigkeit von Tatsachenaussagen (stillschweigend) voraus. So kann es also weder eine reine Logik – ohne Stützung auf empirische Erkenntnisse – geben, genauso, wie es keine empirische Wissenschaft ohne Stützung auf intuitive Evidenz geben kann (ebd., 408). Damit jedoch kann es keine Wissenschaft ohne Metaphysik geben, wobei dies eine Frage des Glaubens bleibt, also weder eindeutig zu beweisen, noch zu widerlegen ist. Ja der Nachweis selbst stützt sich – wenn er, wie im vorliegendem Falle formal geführt wird – auf eben diese Evidenzart und kann so nicht letztgültig argumentiert werden usw.

Alles eine Frage des Glaubens.

2.2.1.4 Abschließend

Nach allem bisher Gesagten führt jegliches Suchen nach sicheren Fundamenten entweder zu einem Induktionsproblem oder zu einem Deduktionsproblem. Beide Probleme können nur durch Abbruch des Verfahrens gelöst werden. Hierdurch zeigt sich das dritte und eigentliche Hauptproblem, nämlich das der Evidenz. Um also einen vollständig beliebigen Dogmatismus einzudämmen, ist man nun selbst gezwungen, dogmatisch engagiert vorzugehen, indem schlicht bezüglich der Grundannahmen formalwissenschaftlicher und erfahrungswissenschaftlicher Disziplinen diese als gegeben angenommen werden. Hierbei jedoch bleibt nichts anderes, als sich auf eine intuitive Evidenz oder – wie es Wolfgang Stegmüller auch formuliert hat – vorrationale Urentscheidung zu verlassen. Die Grundlagen werden so als gegebene »Tatsachen« angenommen. Beliebiges Engagement ist somit nicht auszuschließen und ein radikaler Skeptizismus rational vertretbar, solang an diese Evidenz selbst geglaubt wird.

Hier nun stellt sich die Frage nach dem rechten Zugang zu Mensch und Welt erneut, mithin natürlich auch die Frage zur Lösung einer Ganzheitlichkeitsdebatte und Erklären-Verstehen-Kontroverse. Ist also an dieser Stelle bereits der Boden bereitet, integrative oder eklektische Theorie und Praxis in der Psychomotorik zuzulassen? Eröffnet eine solch grundlegende Diskussion – welche im psychomotorischen Theoriediskurs bisher nur am Rande abgehandelt wurde (Balgo, 1998) – mithin neue Möglichkeiten. »Ja« und »Nein« lautete die bescheidene erste Antwort hierauf. Zumindest scheint bereits deutlich zu werden, dass die in der Psychomotorik geführten Diskussionen um Ganzheitlichkeit und Erklären oder Verstehen – mithin verknüpft mit dem Vor-

Diskussion wurde in der Psychomotorik nur implizit abgehandelt.

wurf einseitigen Positivismus und dem damit verbunden Rückgriff auf romantische Verklärungen – hätten anders geführt werden können, hätte man berücksichtigt, dass die Vorwürfe nicht die, der Motologie damals zugrunde gelegten Theorien an sich, hätten treffen dürfen (hierzu die Grundlagenarbeit zur Motologie von Marianne Philippi-Eisenburger, 1990). Denn jene Theorien konnten schon nicht mehr als positivistisch bezeichnet werden. Wenn also mit Vordenkern wie Descartes diskutiert wurde, so konnten deren Ansichten allenfalls die motologischen Interpretationen von Theorie und die damalige diagnostischen Ausrichtung treffen.

Stiefmütterliche Behandlung ansatzeklektischen Denkens entbehrt der Grundlage.

Weiterhin wird hier nun bereits deutlich, dass die stiefmütterliche Behandlung eines ansatzeklektischen Denkens in der Psychomotorik, oder die – auf Grundlage eines vermeintlich einseitig und reduktionistisch ausgerichteten Denkens der Anderen – Ausschließung ganzer Ansatzgruppen[6], ihrer legitimierenden theoretischen Grundlage beraubt sind. Es kann sich bei allen Aussagen, Erkenntnissen mithin auch bei allen Theorien eben nur um Erfindungen und nicht um unabhängig wahre »Offenbarungen der Vernunft« handeln.

---

6 Dies zeigt sich besonders eindrücklich in der »wissenschaftlichen« Ignoranz von ganzen Konzepten (als funktionalistisch geltende) oder Begriffen wie Defizit, Störung etc. Aber *was* macht denn eine ausschließlich verstehende, systemische, kompetenz-, ressourcen- und stärkenorientierte Sicht zu einer vermeintlich ganzheitlicheren? Werden durch Nicht-Beachtung von unliebsamen Sachverhalten nicht auch Einseitigkeiten aufgemacht? Kann man denn dann nicht auch jenen Sichtweisen Einseitigkeit vorwerfen?
Indirekt ist dies auch schon behandelt wurden. So z.B. von Seewald (2000), wenn er betont, dass Psychomotoriker über ein (Anwendungs-)Wissen aller Ansätze verfügen müssen um die eigenen blinden Flecken auszuschalten, oder auch von Balgo (1998), wenn er eine systemisch-konstruktivistische Metaperspektive verlangt, bei welcher es ebenso nicht mehr um objektive gegebene Wahrheiten gehen kann, sondern nur noch um mehr oder weniger viable Wege über konsensualisierte Konsensualitäten.

Ob sie wahr sind oder nicht, ist nicht letztgültig entscheidbar. Dies wurde zwar bereits von Balgo (1998) diskutiert, jedoch nicht für alle Theorie gezeigt. Mithin sind Ausschließungen oder »Verbote« bestimmten Handelns oder Denkens Dogmen und wissenschaftlich allein gerade eben nicht zu legitimieren.

Nun kann bei allem bisher Geschilderten natürlich nach *Was folgt.* wie vor unterstellt werden, dass die bisherig erlangten ›Ergebnisse‹ nur vage Behauptungen seien und dies alles erst noch zu zeigen wäre. Dies soll darum im nachfolgenden Abschnitt – vermittels formaler Analyse – geleistet werden. Da hiermit jedoch nur die Basis geschaffen ist, eklektisches Denken und Handeln in der Psychomotorik zu »legitimieren«, jedoch noch keine legitimierenden Grundlagen einer integrativen Theorie geschaffen wurden, wird dies ein zweiter Schritt im ersten Schritt selbst sein. Integration jedoch wird erst dann möglich, wenn sich zeigen lässt, dass alle Theorie auf einer gemeinsamen Basis aufbaut, bzw. sich alle Theorie auf diese Basis zurückführen lässt. Diese Basis kann dann quasi als Schnittpunkt oder auch als eine Art Ursprung aller Theorie verstanden werden.

2.2.2 Formale Buchhaltung zur Integration erkenntnistheoretischer Positionen

> *»Alles Schreiben geht aus einem Sprechen hervor und alles Sprechen wieder aus einem Denken. Es gibt aber kein Denken ohne ein Gedachtes.«*
>
> — Viktor Frankl (1979, 183) —

Auf den nachfolgenden Seiten wird erstens logisch-argumen- *Vorbemerkungen.* tativ gezeigt, dass Aussagen nicht letztgültig zu beweisen oder zu widerlegen sind. Zweitens wird gezeigt, wie sich

91

alle erkenntnistheoretischen Positionen integrieren lassen. Hierbei werden nicht-essentialistische »Nominal-Sätze« verwandt. Dies hat die Bewandtnis, Aussagen ohne Absolutansprüche zu treffen, sie also nach bisher gültigen Regeln als vermeintlich richtig oder falsch klassifizieren zu können. Ein Satz wie »Alle Theorie ist in Sprache gefasstes Denken« wäre sonach beim Auffinden einer Theorie, welche nicht in Sprache gefasstes Denken ist, falsch. Damit wäre der Satz »Alle Theorie ist in Sprache gefasstes Denken« selbst zu revidieren, nicht jedoch die »Theorie«, welche nicht auf irgendeiner Sprache gründet oder nicht selbst sprachlich ist, *per se* als Nicht-Theorie zu klassifizieren.

§1

§1.1   Theoretisch Gedachtes ist in Sprache.

§1.1.1   Sprache ist Symbolsystem.

§1.1.1.1   Symbole müssen definiert werden. Definitionen sind in Sprache. Umso abstrakter Symbole umso eindeutiger sind sie definiert. Umso weniger abstrakt umso mehrdeutiger ein Symbol – damit mehrwertig.

§1.1.1.2   Definitionen sind Regeln (Konventionen), welche selbst wieder auf definierten Symbolen aufbauen (s. u.), die ihrerseits sprachlich definiert werden (und so fort).

92

§1.1.1.3 Symbole ohne Verweis auf anderes sind bedeutungs-los.

§1.1.2 Denken ✳ Sprache ✳ Symbole: Alles logisch-abstraktes Denken lässt sich zurückführen auf Sprache.

§1.2 Alle (philosophische, geistes- und naturwissen-schaftliche, theologische: kurz alle akademische) Theorie ist in Sprache gefasstes Denken.

§1.2.1 Damit ist jede Theorie eine zwingend der Ratio folgende.

§1.2.1.1 Dies trifft auch auf Theo-rien zu, welche sich den verstehenden Theorietra-ditionen zurechnen lassen.

§1.2.2 Keine Theorie kann sich über das Den-ken erheben (auch keine Epistemolo-gie).

§2

§2.1 Alle Theorie baut auf einer Grundlage auf.

§2.1.1 Jede Grundlage ist entweder eine An-nahme oder ein einzig unwiderleg-barer (bewiesener, unbezweifelbarer) Grund.

§2.1.2 Diese sind in Gedanken ausgedrückt.

§2.2 Es gibt drei Formen gültiger Beweise.

§2.2.1 Erste Form ist die Tatsache analog zur Essenz (objektive Wahrheit), und nicht zu widerlegen.

§2.2.2 Die zweite Form ist der Beweis über den deduktiven Gang auf die ersten wahren Sätze (welche sich durch nichts widerlegen lassen).

§2.2.3 Die dritte Form ist nach der Setzung einer Annahme ein logisches Schließen.

§2.3 Über die wahre Wesenheit von Tatsachen lässt sich nichts sagen, da sie bezweifelt werden können.

§2.3.1 Theorie lässt sich nur gedanklich (logisch) beweisen, da sich die tatsächliche Wesenheit (Essenz) von Etwas nicht beweisen sondern nur annehmen bzw. definieren lässt.

§2.3.2 Es wäre möglich, etwas über sie auszusagen, würde es sowohl einen wahren Punkt innerhalb als auch einen außerhalb des Denkens geben, und wenn diese Punkte sich beweisen und nicht widerlegen ließen (objektive, gegebene Wahrheit).

§2.4 Es gibt nur einen deduktiv wahren Satz (Gedanken). Der einzig nicht widerlegbare Gedanke ist der Zweifel, da die Bezweiflung des Zweifels nur zu weiteren Zweifeln führt (logischer Zirkel). Allerdings muss akzeptiert werden, dass es ein

Gedanke ist, bzw. dieser ist. Damit ist der erste und einzig wahre Grund ein entschiedener und kein bewiesener.

§2.4.1 Dies zeigt sich auch in den Grenzen des philosophischen Denkens. Heidegger hat bspw. mit dem Denken des Nichts versucht diese Grenzen auszuloten. Nach Jaspers ist dies sinnlos, da sich hier nicht weiter denken lässt. Das Nichts entstünde nicht auf der Verneinung, sondern die Verneinung durch das Nichts. »Das Nicht entsteht nicht durch die Verneinung, sondern die Verneinung *gründet* sich auf das Nicht, das dem Nichten des Nichts entspringt. Die Verneinung ist aber auch nur *eine* Weise des nichtenden, d.h. auf das Nichten des Nichts vorgängig gegründeten Verhaltens (...) Hierdurch ist in den Grundzügen die obige These erwiesen: *das Nichts ist der Ursprung der Verneinung, nicht umgekehrt*« (Heidegger, 1929, 19ff.). Jaspers wendet ein, »Es hat keinen rechten Sinn, zu fragen, ob es das Nichts gibt, weil es die Verneinung gibt, oder umgekehrt – allgemein, ob Sein ist, weil Denken ist, oder Denken weil Sein ist (...) Denn wir sind hier an der Grenze, wo ein ›durch ein anderes‹ nicht mehr erfragt werden kann, es sei denn, dass die Frage und Antwort ein Ausdruck des Transzendierens, nicht ein Erforschen, sondern ein Ergrübeln in vertretender Symbolik bedeutet« (Jaspers, 1978, 43). Es braucht also das Erkennen des Einen (*Sein*) mit dem Anderen (*Nichts*), bzw. die Differenz oder die Zwei-Seiten-Form. Allerdings gilt für diese Aussagen das obig geschilderte: Die Grenzen haben nur Gültigkeit, wenn eine erste Entscheidung getroffen wurde. Es ist also erst nach einer Entscheidung zu entscheiden, ob das Nichts der Ursprung des Nichten ist oder andersherum. Es ist Annahme zum einen oder anderen. Erst aus einer metatheoretischen Transzendenz ist es entschieden (Anmerkung: Voraussetzung ist, im Denken zu bleiben. Im Erleben gibt es Leere und Nichts, was sich jedoch logisch aufhebt. Voraussetzung dieses Nichts nicht anzuerkennen ist die Höherwertigkeit des Denkens im Bezug zum Erleben.).

- Zweifel ist Negation (Verneinung), und positiv (da es ist), erst durch Transzendenz aus dem circulus vitiosus.

- Im infiniten Regress des Zweifelns, ist Zweifel pure Negation der Negation, was ebenso erst auf einer zweiten Ebene (aus dem circulus vitiosus transzendiert) bemerken lässt, dass es eine doppelte Verneinung ist. Damit ist die Frage ob »Sein« oder »Nichts« der Ausgangspunkt ist, erst durch die Transzendenz der Negation, vermittels Entscheidung möglich zu beantworten.

§2.4.1.1 Es ist nur evident, dass es etwas geben muss, nicht beweisbar; es lässt sich nur nicht widerlegen. Das heißt jedoch nicht, dass sich widerlegen lässt, dass es »Nichts« gibt – es kann nur bezweifelt werden. Allerdings würde ich hier vermeintlich Popper Recht geben, wenn er behauptet, dass sich Dinge widerlegen ließen. Die Voraussetzung, um Widerlegen zu können, jedoch wäre ebenfalls eine erste Annahme (Entscheidung) in Transzendenz. Es braucht also einen Fixpunkt geschaffen durch die erste Entscheidung (Ableitung).

§2.4.1.2 Möglicher Einwand: Das Zweifeln verweist immer auf ein weiteres (z.B. als

Relation auf Relation); Zweifeln verweist auf mich als ein weiteres, da selbst das Denken, dass ein Zweifel in mich hineingelegt sein könnte auf das »mich« verweist; dies gilt auch, wenn »mich« als Kollektiv gedacht ist; dennoch bleibt das zuerst gesagte auch hier gültig:

1. *Ebene*: Im Zweifel nur der Zweifel.

2. *Ebene*: In Transzendenz erst die Feststellung (Entscheidung), dass Zweifel Verweis auf etwas (Gedanke, Relation, usw.) ist.

§2.4.2 Es lässt sich also weder etwas beweisen noch widerlegen außer auf Grundlage einer ersten Annahme bzw. Entscheidung (Damit ist nur die dritte Form der Beweisführung möglich.).

§2.4.3 Erster nicht widerlegbarer Fixpunkt ist der Zweifel (Entscheidung auf erster Ebene der Transzendenz). Der zweite Fixpunkt wird durch die daraus möglichen weiteren Entscheidungen in Transzendenz gelegt.

§2.5   Alles Bewiesene ist Entscheidung bzw. Annahme (Beispiel ist wie zu Beginn gezeigt, das »Ich« bei Descartes).

§2.6   Beginn jeder grundsätzlichen Theorie (Theorie am Ursprung) ist aufbauend auf der ersten nicht widerlegbaren Entscheidung (der Zweifel) – wahrer Grund.

§2.7   Der Grund (Ursache, Ursprung ...) zur Entscheidung ist die Evidenz.

   §2.7.1   Es ist evident, dass ein Gedanke von mir sein muss, aufgrund der Konvention, dass nichts in mich gedacht wird – Descartes legitimiert dies mit Gott und der von ihm geschenkten Freiheit.

§2.8   Evidenz ist nicht beliebig, da sie im Denken bleibt.

   §2.8.1   So kommt es auch, dass der Anfang einer jeden Theorie (im Erkennen) im günstigen Fall (nach der Annahme des Zweifels) am »Nicht-anders-zu-denkenden« beginnt (z.B. Prozess, Negation, »Etwas-Ist« etc.). Erst durch weitere Analysen folgt z.B. »In-der-Welt-sein«, Differenz, Einheit, Ganzheit, Ungetrenntheit, Ich, »Mich-betreffend«, Relation, Anderes etc.).

   §2.8.2   Das »Nicht-anders-zu-denkende« ist zwar beschränkt auf wenige Möglichkeiten, aber innerhalb jenen Rahmens beliebig.

§2.8.3 Im anderen Fall beginnt Theorie an einem quasi beliebigen (erlebten, erkannten) Phänomen (sich Offenbarendes, Offenbartes usw., wie Gedanken, Gefühle, Gegenstände, Beziehungen etc.), welches sich jedoch auf den ersten Fall zurückführen lässt.

§2.9 Die Setzung innerhalb dieses vorgegebenen Rahmens ist beliebig (gleichwertig).

§2.9.1 Theorien sind nur deswegen unterschiedlich, da nach dem ersten unwiderlegbaren Gedanken unterschiedliche Setzungen vorgenommen werden.

§2.9.1.1 Damit hat jede Theorie, welche sich auf diesen Ursprung zurückführen lässt, recht.

§2.9.2 Jede rechte Theorie lässt sich auf zumindest zwei Weisen vereinen.

§2.9.2.1 Im Ursprung, im einigenden Verweis auf ... mit der ersten Transzendenz.

§2.9.2.2 Im weiteren Verlauf an jeder beliebigen Stelle (nur geleitet durch Konventionen – logische Konsistenz [Schließung]).

§3

§3.1 Jede »wissenschaftliche« oder »philosophische« Theorie orientiert sich an Regeln.

§3.1.1 Diese Regeln sind allgemein hin anerkannt gültig (Konventionen). Grundregeln sind z.B. logische Konsistenz, wissenschaftliche Kohärenz, Uniformität und Schlüssigkeit (Linearität).

§3.1.2 Wer sich nicht an die Grundregeln hält, dessen Arbeit gilt als nicht wissenschaftlich.

§3.1.3 Damit wäre eine Theorie ohne Konsistenz und Schlüssigkeit weder eine wissenschaftliche noch eine philosophische Theorie.

§3.2 Eine Theorie, welche auf nicht-linearem Denken aufbaute, wäre nicht wissenschaftlich. Eine chaotische Theorie wäre ebenso wenig wissenschaftlich.

§3.2.1 Jede Theorie ist damit zwingend kausal-linear, zumindest linear. Linearität ist aber nicht zwingend einzig gültig, wie in der Physik gezeigt. Man unterstellt damit jedoch, dass Denken linear sein muss.

§3.3 Regeln sind in Sprache.

§3.3.1 Gesprochenes ist gedacht und auf nur einen unwiderlegbaren Grund zurückzuführen.

§3.3.1.1 Damit sind Regelsätze nichts anderes als Ableitungen aus erster Ableitung in Transzendenz. Sie sind genauso beliebig, wie alles andere abgeleitete Denken. Sie sind nur evident im Rahmen von Ableitungen aus Annahmen.

§3.3.1.2 Mittels Regeln lässt sich nichts über einen unbezweifelbaren Wahrheitsgehalt einer Theorie aussagen.

§3.3.1.3 Wissenschaftlichkeit sagt also nichts über deren Wahrheit aus.

§3.3.1.4 Gleiches gilt für die Nützlichkeit. Wissenschaftlichkeit (Konvention) sagt nichts über deren Wert im Nutzen (Vielleicht sind sie mehr oder weniger überflüssig. Ein möglicher Nutzen könnte in der »besseren« Verständigung liegen.).

§4   Selbstbezug.

§4.1   Alles hier Gesagte ist gedacht.

§4.2   All das Gedachte verweist immer wieder zurück
          auf die gültigen drei »Beweisformen«.

> §4.2.1   Das in diesem Zusammenhang Ge-
> sagte, gilt auch für das hier Gesagte.
> Damit ist das hier Gesagte nichts wei-
> ter als auf Annahmen Aufbauendes
> und ist einzig nach logischen Kon-
> ventionen wahr oder unwahr. Da es
> aber keinen unabhängigen (objektiv
> wahren) Grund gibt, sich an Konven-
> tionen zu halten, dient das Halten
> an die Konventionen in der vorlie-
> genden Arbeit zuerst der Verständi-
> gung und wissenschaftlichen Akzep-
> tanz. Damit erhoffe ich mir einen Nut-
> zen von diesen Konventionen. Unab-
> hängig wahre Gründe sind mir nicht
> bekannt und können nach den obi-
> gen Aussagen auch nicht argumen-
> tiert werden.

2.2.3 Wie es weitergeht

Alle erkenntnistheoretischen Positionen sind nun integriert.   *Integration*
Integration ist den obigen Aussagen entsprechend auf allen   *ist geleistet.*
Ebenen mehr oder weniger möglich – egal wie widersprüch-
lich sie in Teilen auch sein mögen. Dies gilt dann auch für
die Integration in der psychomotorischen Theoriebildung

behandelter Ansätze, wie kompetenzorientierte – als kognitivistisch – (›es ist‹ etc.), systemisch-konstruktivistische (Zwei-Seiten-Form, Differenz etc.), hermeneutische und phänomenologische (Einheit, Ganzheit, »In-der-Welt-Sein« etc.), da eben deren Grundbegriffe erst in erster Transzendenz abgeleitet werden. Es lassen sich aber, dem Prinzip des »Nicht-anders-zu-denkenden« nach, nur eine bestimmte Anzahl dieser Grundbegriffe ableiten. Und alle diese wiederum, bilden sonach die Grundlage aller Erkenntnistheorien und deren angegliederten theoretischen Positionen.

Allerdings reicht diese geleistete Integration für sich allein genommen noch nicht aus, da eine solche Form der Integration auch einem rein irrationalen Dogmatismus den Hof zu machen vermag.

Versuchung der Beliebigkeit.

Man könnte nun leicht in Versuchung geraten, das Scheitern des wissenschaftstheoretischen Omnipotenzanspruchs vermittels allgemeingültiger Sätze dahingehend zu interpretieren, beliebiges Argumentieren zu legitimieren. Es gibt ja schließlich kein letztgültiges Argument für oder gegen Theorien und deren abgeleitete Konsequenzen. Wer sollte wie und durch was legitimiert entscheiden, was wann, wie und bei wem zu leisten oder zu lassen wäre?

Legitimationsvakuum und deren Lösungsversuche.

Man sieht also die weitreichende ethische Tragweite der Bloßstellung jedweder theoretischer Verophilie. Es ergibt sich also – nach Desillusionierung vermeintlich auf sicherem Boden stehender theistisch-transzendental-philosophischer Positionen und euklidisch inspirierten Wissenschaftstheorien (Bartley, 1962) – eine Art Legitimationsvakuum, welchem nachbarwissenschaftlich bereits unterschiedlich begegnet wurde. So bei Popper (1994), Bartley (1962) und Albert (1991) mit dem offenen kritischen Geist, der Verantwortlichkeit jedes gesellschaftlichen Mitglieds und der Entkopplung des Versuchs ethnische und moralische Entscheidungen rational grundlegen zu wollen – gerade bezüglich vermeintlicher Wahrheits- oder Wahrscheinlichkeitskriterien [7]. Oder zuletzt auch im Konstruktivismus (z.B. bei Maturana [2000], Luhmann [1987]), welche ähnliche Ideen formulieren. Hier jedoch geht es viel stärker noch um evolutionär betrachtet gangbare Wege und Eigenverantwortlichkeiten von Konstrukten, welche aus der Unmöglichkeit eines Zugangs zur Wahrheit resultieren.

Zu Gute zu halten ist all diesen Positionen, dass sie sich jedweder Kritik gegenüber explizit öffnen. Sie machen sich die kritische Auseinandersetzung geradezu zum methodischen Prinzip. Gegründet ist dies auf dem Zugestehen des »Nie-wissen-könnens« darüber, wie es wirklich, oder besser wahrhaftig ist. Sie verwehren sich also gegen jede Form von Dogmatisierung – auch derer eigener Aussagen.

Diese (selbst)-kritische Haltung ist zwar nobel aber dennoch auch schwierig, da es trotzdem eines Kriteriums zur Orientierung bedarf. Im (ERSTER FALL) Kritizismus bzw. kritischen Rationalismus z.B., bleibt es die Wahrheit, derer man sich vermittels geistiger oder empirischer Experimente anzunähern vermag, ohne sie je zu erreichen; im (ZWEITER FALL) pankritischen Rationalismus ist es das Prinzip der Erhärtbarkeit bzw. Überprüfbarkeit (Bartley, 1962) und im

Suche nach einem Kriterium zur Orientierung.

---

7 Am Wahrscheinlichkeitskriterium deswegen nicht, da der Gehalt einer Theorie und deren Wahrscheinlichkeit diametral entgegengesetzt sind. Umso gehaltvoller also eine Theorie (ein Satz) um so unwahrscheinlicher ist sie (er). Im Umkehrschluss bedeutet dies, umso wahrscheinlicher eine Aussage, ein Satz oder eine Theorie umso weniger Gehalt hat diese (formallogisch zeigt dies Popper u.a. 2000, 156ff.).
Dies jedoch bedeutet nicht, dass rationale oder irrationale – oder allgemeiner: argumentative – Gesichtspunkte in diesen Fragen keinen Beitrag zu leisten hätten; sie grundlegen lediglich keine Ethik oder Moral auf unabhängig wahren letzten Sätzen. Um ein Beispiel zu geben, lassen sich die zehn Gebote rational nicht grundlegen. Grundlegen lassen sie sich nur transzendental oder dogmatisch, wenn man das akzeptieren will.

(DRITTER FALL) Falsifikationismus (Lakatos, 1978) ist es wie bei Kuhn (1976) der Gehaltsüberschuss einer Theorie. Ähnlich verhält es sich im (VIERTER FALL) Konstruktivismus und Pragmatismus. Hier geht es zwar nicht – auch nicht indirekt – um ›Wahrheit‹ oder ›Falschheit‹; allerdings ist das formulierte Kriterium von Verwendbarkeit bzw. Bewährung im Wissenschafts- und Praxisalltag bzw. in der Lebenswelt von Menschen allgemein und der Lebenswelt von Forschern im Besonderen genauso »problematisch« wie das Kriterium der Wahrheit:

ZU ERSTEM FALL: Die Idee lautet, man könne sich einer Wahrheit auch durch reine Falsifikation annähern. Man weiß dann, was Etwas nicht ist, kann also über begründete (logische oder empirische) Verneinung von Theorien deren Wahrheitswert negieren. Man unterstellt hierzu jenen Theorien stärkere Wahrheitsnähe, welche im Bezug auf den Erklärungswert für bereits erklärte Phänomene, darüber hinaus aber auch für Anomalien und Unstimmigkeiten vormalig gültiger Theorien stärkere, umfassendere Erklärungskraft zu besitzen scheinen (Franco & Niemann, 2009a & b; s.a. Kuhn, 1976). Das Problem ist: Um sich Etwas annähern zu können, brauche ich zumindest eine Vorstellung von diesem Etwas. Da sich nun aber auch rational keine Aussagen über Wahrheiten machen lassen, kann schlicht nie gewusst werden, ob man sich überhaupt irgendetwas nähert. Bloß weil eine Theorie größere Erklärungskraft für Phänomene zu besitzen scheint (also mehr zu erklären vermag) heißt das noch nicht – auch nicht mit einer zu bestimmenden Wahrscheinlichkeit – dass sie der Wahrheit näher käme. Denn es muss schlicht keine Wahrheit geben. Ich kann in einem dunklen Raum nach einem Lichtschalter suchend eine Idee davon haben, wo dieser sich befindet. Doch sagt dies nichts über die Existenz eines Lichtschalters aus, solang dieser nicht gefunden ist. Es wäre möglich, dass es gar keinen Lichtschalter gibt, ja es wäre sogar möglich, dass ich mich gar nicht in einem Raum befinde. Es können also keine »wahren« Aussagen über Sachverhalte und Tatsachen außerhalb des Denkens gemacht werden (Wittgenstein, 1921/2003; siehe auch Stegmüller, 1969). »Wenn es aber keine definitive Wahrheit gibt, dann ist auch der Begriff der ›Wahrheitsnähe‹ – Kern der kritischen Rationalismus – sinnlos: Die ›Nähe‹ zu einem Punkt, über dessen Koordinaten man nichts sagen kann, ist nicht feststellbar« (Kriz, 1981, 27). Das einzige was Popper diesem Argument entgegen zu halten hat, entspringt aus Tarskys (1943) Entwurf einer semantischen Konzeption von Wahrheit: »(1) Der Satz oder die Behauptung ›Der Neuschnee ist weiß‹ stimmt mit den Tatsachen überein, dann und nur dann, wenn der Neuschnee wirklich weiß ist. (2) Der Satz oder die Behauptung ›Das Gras ist rot‹ stimmt mit den Tatsachen überein, dann und nur dann, wenn das Gras wirklich rot ist (...) Der entscheidende Punkt ist Tarskys Entdeckung, dass, um von einer Übereinstimmung eines Satzes mit den Tatsachen zu sprechen, so wie es (1) und (2) tun, wir eine Metasprache benutzen müssen, in der wir über zwei Arten von Dingen sprechen können: über Sätze und über Tatsachen, auf die diese Sätze sich beziehen« (Popper, 2000 165ff.). Das Problem aber bleibt bestehen, wie von Stegmüller (1969) gezeigt, eben da auch eine Metasprache auf Sprache aufsetzt und so wieder eine Metasprache braucht, welche wieder eine

Metasprache braucht usw. Insofern bleibt die Idee der
»absoluten« Wahrheit eben eine Idee, wie auch Popper
selbst es sieht. Er jedoch hält diese Idee für notwendig, da wir uns »nur im Hinblick auf eine absolute
Wahrheit (...) unserer Unwissenheit bewusst werden«
(Popper, 1994a, 40). »Wahrheit« ist nach Popper also
die Übereinstimmung mit der Wirklichkeit, doch ist
es niemals herauszufinden, ob diese Wahrheit jemals
gefunden ist (Franco & Niemann, 2009b, 113).

ZU ZWEITEM UND DRITTEM FALL. Bartley (1962, 170ff.) versucht über die Entkopplung von Kritik und Rechtfertigung eine reine Kritikoffenheit anhand eines Kriteriums zu orientieren, welches den offenen Geist zur
Grundlage hat. Eine Aussage, ein Argument, eine
Theorie muss hiernach so formuliert sein, dass sie Erhärtbarkeit, Überprüfbarkeit zwar zulassen kann, aber
ewige Kritik gewährt. Neben der empirischen Überprüfbarkeit (prinzipieller Widerlegbarkeit) spielt hierbei »*logische Widerspruchsfreiheit*«, »*Widerspruch etablier-
ter Theorien*« und die »*tatsächliche Lösung der aufgestell-
ten Probleme*« eine wichtige Rolle. Allerdings müssen
auch diese bewährten Methoden ewiger Kritik unterzogen werden, da sie nicht letztgültig wahr zu gründen
sind. Bartley lässt also alle bekannten methodischen
Prinzipien der Prüfung von Aussagen zu, hält deren
Wert jedoch in der Schwebe, da er alles – also sowohl
die Aussagen als auch deren zur Kritik angesetzten
Methoden – ewiger Kritik unterzieht. Es wird also ein
rechtfertigungsfreier Rationalismus, in welchem genauso wenig wie die »Wahrheit« die »Falschheit einer
Ansicht (...) durch eine Widerlegung dieser Ansicht
festgestellt wird« (Bartley, 1962, 159). Die »Gültigkeit«

einer Aussage besteht, solang sie kritisch nicht durch eine bessere im Sinne der oben genannten Kriterien ersetzt werden kann. Kriterium ist also ein rechtfertigungsfreies »Besser« oder »Schlechter« in ewiger Kritisierbarkeit. Ähnliches wird übrigens auch im Falsifikationismus (Lakatos, 1978) zur Grundlage gemacht. Es ist der (empirische) Gehaltsüberschuss, welcher über den Wert einer Aussage entscheidet. Hiermit jedoch wird zwar das dogmatische Engagement umgangen, indem man die »ewige Kritik« auf Methoden und Prämissen anwendet, man akzeptiert jedoch – neben solch schwierigen Konstrukten wie »besser« oder »schlechter« – einen Zirkel, welcher prinzipiell bedeutungslos bzw. inhaltsleer wird[8].

ZU VIERTEM FALL: Die Idee ist – da man keinerlei wahre Aussagen u.a. über die Welt da draußen treffen kann – dass man sich den Prinzipien der Bewährung bedient. Im Pragmatismus (James, 1907; Peirce, 1991) geht es um Anwendbarkeit und logische Konsistenz, im Konstruktivismus geht es um Wahrung der Organisation eines Systems. In beiden Fällen ist etwas angemessen, solange es funktioniert (Viabilität). Bewährung bzw. Angemessenheit impliziert jedoch Beliebigkeit solang etwas fähig ist zu existieren. Dies mag naturwissenschaftlich gewendet durchaus sinnvoll sein, doch im

---

8 Man hält sich mithin die Option offen, auch diesen kritischen Standpunkt dann aufzugeben, wenn doch andere Kriterien gefunden werden, oder wenn z.B. doch letztgültige Prämissen zu bestimmen wären etc. Hier sieht man die Nähe zu modernen pluralistischen und konstruktivistischen Ansätzen, welche genau solche und ähnliche Schlussfolgerungen ziehen (u.a. Welsch, 1992; Fischer, 1992; Maturana, 2000). Ein archimedischer Punkt wird damit vom Punkt selbst gesetzt, ohne dass dieser Punkt je erfahren gesetzt wird, oder der Punkt wüsste wo er sich gesetzt hat, noch wie, wann und wie lang.

Bezug auf ethische Maßstäbe sozialen Zusammenlebens bekommt die gut gemeinte Interpretation dieses Prinzips – in Form von: Behinderungen, Andersartigkeit, Verschiedenheit etc. sind nur vermittels Zuschreibung von Werten gut oder schlecht etc. – eine Schlagseite, da jedwede Praxis solang sie praktiziert wird, gelebt werden kann und damit ›angemessen‹ ist. Man könnte ihr dann unterstellen, dass die zugrunde liegenden Wertmodelle mehr oder weniger ›richtig‹ sind und die hieraus abgeleiteten Handlungen ebenso (Maturana & Varela, 1987; Luhmann, 1971a & b). Damit wäre prinzipiell auch eine diskriminierende Haltung und ein selektives Handeln legitimierbar, solang es das Fortbestehen der Organisation eines Systems nicht gefährdet. Ohne eine weitere Kategorie einzuführen jedoch, könnte damit eben auch der Holocaust viabel sein.

Das Streben nach ...

Während erstere Positionen nach wie vor nach dem Bestmöglichen streben ohne je zu wissen, wonach sie eigentlich streben, ist beim zweiten rechtfertigungsfreie reine Kritik einziges rationales Instrument, welches quasi – auch wenn so nicht benannt – legitimiert ist. Bei den unter dritten und vierten Punkt benannten Positionen hingegen, ist das Prinzip des »anything that goes, goes« (Fayerabend, 1984) mehr oder minder deutlich federführend.

Schwierigkeiten mit Kriterien.

Gerade die ersten drei Perspektiven jedoch sind schwierig, da ein Kriterium gesetzt wird, welches in irgendeiner Weise versucht wird zu fixieren. Wenn nun fixiert wird, dann muss dies entweder anhand eines »indirekten Wahrheitsbegriffs« oder eines »Wertebegriffs« geschehen. Für den Fall, dass sich des »indirekten Wahrheitsbegriffs« bedient wird lässt sich jedoch zeigen, dass auch das Zurückweisen einer Aussage oder Theorie nichts über deren potentielle Wahrheit aussagt. Ja es lässt sich zeigen, dass der vermeintlich unmögliche Fall möglich ist: Nämlich, dass erstens alle Theorie und jede Aussage, trotz Zurückweisung, »richtig« bzw. »wahr« sind, genauso auch zweitens, dass alle angenommenen, bzw. nicht zurückgewiesenen, Ideen »falsch« bzw. »unwahr« sind. Es lässt sich also prinzipiell nicht entscheiden, ob etwas wahr oder falsch ist, außer auf einer ersten gesetzten Annahme.

Bezüglich des zweiten Kriteriums – also die Fixierung über einen »Wertebegriff« – ergibt sich das Dilemma der Wertebegründung – sollte man eine Rechtfertigung fordern. Wird keine Rechtfertigung gefordert, so wie im zweiten, dritten und vierten Fall, ergibt sich ein Werteproblem, da die Entscheidungen entweder ewiger Kritik unterliegen (wie im zweiten Fall) oder nach Außen verlegt werden (wie im dritten und vierten Fall). Ersteres könnte mit bösem Willen auch als nihilistische Position gebrandmarkt werden, zweites klärt den Ort des Außen nicht. Allen Fällen gemein ist, dass Verantwortung nicht übernommen wird und somit prinzipiell alles Verhalten legitimierbar wird.

Die größte Schwierigkeit, so kann man folgern, besteht mithin also darin, dass solang nicht schon eine Entscheidung in erster Transzendenz getroffen wurde, jedes (logisch-linear)-rational bestimmte Kriterium prinzipiell *ad absurdum* geführt, zerstörbar ist und zwar gleichgültig ob man es Nützlichkeit, Wertigkeit, Sinnhaftigkeit, Widerlegbarkeit, Kritisierbarkeit, etc. nennt. Dies trifft übrigens auch auf neuere Entwürfe zu, wie den Dekonstruktionismus Derridas (1972, 1974), oder neurowissenschaftliche Ansätze zur Erkenntnistheorie (u.a. Singer, 2007; Roth, 2007), welche entweder die rationale oder anderweitig theoretische Bodenlosigkeit akzeptieren oder sich einem irrationalen Glauben

Die größte Schwierigkeit ...

an mehr oder weniger dogmatisch gehandhabte Konzepte von Realität, Wahrheit, Tatsachen und deren Kriterien etc. verschreiben. Mit einem Satz benannt, ist also das Problem das Argumentieren, die Rationalität selbst.

»Nicht-anders-zu-denkendes« und Evidenz.

Damit scheint jedoch auch kein potentieller Ausweg im »Nicht-anders-zu-denkenden« zu finden zu sein. Denn trotz der Unwillkürlichkeit im Setzen von rationalen Argumenten, kann ein »Nicht-anders-zu-denken« nur auf Evidenz gesetzt werden. Zwar mag es dann sein, dass nur bestimmte Richtungen potentiell möglicher Gedankenwege gangbar sind, doch sind diese argumentativ nicht weiter zu begründen. Es stellt sich also die Frage nach der Wertigkeit des Denkens. Dennoch bietet der Begriff der ›Evidenz‹ eine mögliche Lösung, da sich über einige »Tatsachen« zwar argumentativ streiten lässt – sie also rational nicht zu grundlegen sind – sie jedoch »evident« bleiben. Z.B. ist der Tod argumentativ zu bezweifeln, aber (zumeist indirekt) erlebt bzw. erfahren bleibt er trotzdem evident. Doch bevor auf den hier entfalteten Begriff der ›Evidenz‹ einzugehen ist, soll die Frage nach der Wertigkeit des Denkens noch geklärt werden.

2.2.4 Der Mensch als »Non-proprie-homo-rationalus«

> *»Denn die Logik oder Linguistik der Unterscheidung mehrerer Ebenen ist ja selbst nur ein Trick der Vermeidung von Paradoxien und nicht etwa die Struktur der Realität, die man zur Vermeidung von Irrtümern zu beachten hätte.«*

— Niklas Luhmann (1992, 128) —

Da einerseits gezeigt werden konnte, dass das Denken nicht weiter als omnipotentes Lösungsmittel angesehen werden kann, andererseits, dass das rein rationale Begründen in Wertfragen an seine Grenzen stößt, stellt sich allgemein die Frage nach der Wertigkeit des Denkens. Welche rationale Legitimation gibt es, das Denken als wertvollstes menschliches Attribut zu sehen? Die einfache Antwort lautet: Keine! Drei Argumente sollen dies veranschaulichen helfen.

Die Frage nach dem Wert des Denkens.

A.1 Nach der obigen formalen Argumentation liegt jeglicher Ausgangspunkt des Denkens beim »Nicht-anders-zu-denkenden«. Dies wäre nach dem bzw. im Zweifeln z.B.: »es/etwas-zweifelt«. Dies führt u.a. zu einem »mich-dünkt«. Dies muss nicht weiter begründet werden. Nun ist evident – sowohl in meinem Erleben, als auch Erkennen, implizit oder explizit – dass eine erste Setzung mit einem »Mich-betreffend« verwirklicht ist – es zweifelt in mir, mich zweifelt, ich zweifle, ich bemerke den Zweifel etc. Das »Mich-betreffend« verweist zudem auf ein »Mich-noch-betreffend« – *ich denke* (das, ...), *ich tue* (dies, ...) etc., ▶ *das macht mir Angst, stimmt mich ruhig,* etc. Letzteres kann als Erlebnis benannt werden und wird im Erkennen erst zum Gegenstand des Denkens. Ja es kann sogar dem Zweifel schlüssig vorweg gelegt werden (Heideggers »Im-zur-Welt-sein«, »Sich-vorweg-schon-sein-in/bei«). Es ist also logisch-argumentativ legitim, den Menschen als »Non-proprie-homo-rationalus« zu sehen – als Einheit im Denken, Fühlen, Handeln; im Erkennen und Erleben.

A.2 Ein weiterer logisch argumentativer Schlüssel liegt in der Erkenntnis, dass es nichts beweisbares noch widerlegbares gibt, was den Vorrang der Ratio legitimieren würde, da auch Konventionen, Regeln etc. an das »Nicht-anders-zu-denkende« gebunden sind und damit nichts über deren »unabhängig wahre« Wertigkeit und Richtigkeit ausgesagt werden kann.

A.3 Ein letzter Grund liegt im Nicht-Glauben daran; letztlich eine rationale Irrationalität – rational irrational, da auch diese gedacht sein muss wie jede Theorie. Allerdings gibt es, wie gezeigt, keinen Grund sich an die oben geschilderten Konventionen zu halten. Es dürfte also auch nicht-linear oder gar paradox argumentiert werden – auch wenn es dann, aus unerfindlichen Gründen, als nicht wissenschaftlich gilt.

Die Paradoxie eines »Non-proprie-homo-rationalus«.

Es gibt keinen plausiblen Grund, den Menschen als »Proprie-homo-rationalus« zu sehen. Dennoch kann sich keine Theorie über das Denken erheben. Auch diese Aussagen sind mithin theoretisch, womit auch diese gedacht sind und sich nicht über das Denken zu transzendieren vermögen. Hierdurch wird ein weiteres Prinzip deutlich:

A.4 Da jeder Versuch, Anderes als die Ratio zur Grundlage für Entscheidungen – von z.B. ethischem Wert – zu machen, ebenso theoretisch und damit gedanklich legitimiert geschieht, entsteht eine Paradoxie. Wenn also ein »Mich-betreffend« im Erleben und Erkennen als »Non-proprie-homo-rationalus« bestimmt wird, welches z.B. Werteentscheidungen zu treffen vermag, dann kann man das nur unter Akzeptanz der hieraus entstehenden Paradoxie leisten. Dies gilt, da »Nicht-zu-denkendes« denkend legitimiert wird, sich Erleben und Erkennen jedoch in einem »Mich-betreffend« verwirklichen.

Nichts verbietet Paradoxien.

Solch Paradoxien – wie sie unter anderem bei Heideggers »Im-zur-Welt-sein« des »Da-Seins« zu finden ist, da Dasein zugleich Voraussetzung für Weltlichkeit und zugleich jedoch in Welt geworfen ist, oder wie es auch im Entwurf eines körperbezogenen Philosophierens nach Gendlin (Wiltschko & Gendlin, 2007) zu finden ist – gelten jedoch nach den einschlägig anerkannten Konventionen von »Wissenschaftlichkeit« als unzulässig. Theorie müsste logisch konsistent sein, und damit durchgehalten zu einer linearen oder gar linear-kausalen Theoriebildung führen, welche nachzuprüfen ist. Da diese Kriterien jedoch keinerlei Beitrag dazu zu leisten vermögen, der Wahrheit oder Falschheit einer Tatsache näher zu kommen, stellt sich die Frage nach deren Wert. Man kann es auch andersherum formulieren. Wird nur lineares Denken als zulässig akzeptiert, wird mithin nicht auch die Potenz von Emergenzen im Denken verbaut[9]? Eine Paradoxie wie die oben gezeigte lässt sich nicht auflösen. Es bleibt nur die Möglichkeit in die reine Rationalität zu flüchten, oder sie hinzunehmen. Die Flucht zurück in die Rationalität jedoch bleibt unter den gebotenen Konventionen von Wissenschaftlichkeit die einzige gültige Entscheidung.

9 Es wäre an diesem Punkt – wie an so vielen anderen Punkten bereits zuvor oder auch danach – ein Leichtes, bereits existierende naturwissenschaftliche Ergebnisse oder geisteswissenschaftlich Positionen argumentativ einzuführen. Bezüglich der im Menschen verwirklichten Paradoxie könnte ich z.B. auf die Ergebnisse der Arbeitsgruppe um Antonio Damasio (1995, 2000) verweisen, welche sehr plausibel machen, dass Entscheidungen nie rein rational getroffen werden können. Dies wird von Damasio (1995) sehr anschaulich am Fall Pinias Gage gezeigt, welcher durch eine Schädigung im präfrontalen Neokortex entscheidungsunfähig geworden war, trotz normaler Intelligenz. Pinias Gage konnte zwar Argumente abwägen, aber sich entscheiden war unmöglich. Das »Michbetreffend«, also der Mensch selbst, verwirklicht sonach Erleben und Erkennen und mithin deren Interdependenz, damit auch die Paradoxie. Das Problem solcher Argumentation jedoch besteht in den impliziten Vorannahmen empirischer Forschung, welche ebenso erkenntnistheoretisch (sei es z.B. kritisch rational oder pragmatisch) verortet werden. Es macht nach den obigen Schilderungen also solang wenig Sinn in dieser Form zu argumentieren, bis eine klare erkenntnistheoretische Position entfaltet ist.

Da einer Konventionsgründung wissenschaftlicher Legitimität jedoch der rationale Boden fehlt, bleibt dies ein (»dogmatischer«) Kunstgriff. Man legt über Konventionen Techniken fest, wie ein Bild zu erstellen sei. Im Unterschied zur Kunst jedoch, wird bei wissenschaftlicher Kunst das Ergebnis erst nach Prüfung der verwandten Technik bewertet. Erst wenn sich zeigt, dass eine bestimmte Pinseltechnik und Linienführung, mit bestimmten Stilmitteln und Farben verwandt wurde, schließt man auf den Wert der Arbeit. Doch entbehrt diese Art des Vorgehens, wie mehrfach gezeigt, jeglicher rationaler Legitimationsgrundlage. Übrigens trifft dies auf alle Wissenschaften, also auch die Naturwissenschaften und die Mathematik zu, da alle Wissenschaft entweder (wissenschafts)-theoretisch gegründet oder legitimiert ist (siehe 2.2.1 ff.). Nichts als Konventionen einer »scientific community« spräche also dagegen, zukünftig auch solch paradoxe Theorie, wie sie eben von Eugen Gendlin entfaltet wird, als wissenschaftlich legitime Theorie zu verstehen. Doch wozu diese radikale Degradierung des Denkens?

Ein
legitimer
»Non-
proprie-
homo-
rationalus«.

Den Menschen als »Non-proprie-homo-rationalus« zu sehen ermöglicht:

1) den Menschen als zugleich fühlendes, handelndes, intuitives, denkendes etc. Wesen zu sehen.

1.1) Hierdurch bekommt z.B. der Eindruck zu einer Situation die selbe Berechtigung auf Angemessenheit wie der logisch-argumentative Schluss. Dadurch kann z.B. ein »shift« in einem »felt sense« genauso genutzt werden um Erkenntnisse als wissenschaftlich zu verstehen, wie eine Beobachtung oder ein als wissenschaftlich geltendes Ex-

periment – und zwar ohne im Anschluss zugleich den Weg über die
Vernunft gehen zu müssen – wie es
Gendlin (Wiltschko & Gendlin, 2007,
76) noch vorschlägt. Die Angaben der
Operationen, welche zum Ergebnis
führten, könnten vollständig reichen,
könnten sie z.b. vermittels weiterer
Evidenz erhärtet werden (siehe unten).

1.2) Zugleich wird der alltäglichen Lebens-
erfahrung Rechnung getragen, in welcher wir tagtäglich bemerken, dass
Ratio, Intuition, Eindruck, Gefühl etc.
unter unterschiedlichen Bedingungen
je unterschiedlich sinnvolle »Berater«
sind.

2) professionellen Helfern, Wissenschaftlern usw.
noch mehr konzeptionelle Freiheiten im Umgang
mit erkenntnistheoretischen Positionen und deren Konsequenzen an die Hand zu geben.

2.3 ENTSCHEIDUNG: ›EVIDENZ‹ UND ›MICH-BETREFFEND‹

Auf den voraus liegenden Seiten konnte gezeigt werden,
dass

*Was bereits
gezeigt ist.*

1. es keine letztgültigen Grundlagen gibt, über welche
   Prämissen von wahren oder falschen Aussagen abgeleitet werden können,

2. es keine letztgültigen Kriterien gibt, an welchen sich
   Wissenschaft, Philosophie und Ethik zu orientieren

hätte; dies jedoch zu einem Werteproblem oder Wertebegründungsproblem führt, welchem unterschiedlich – z.b. über empirischen Mehrwert/Gehaltsüberschuss, ewige Kritik, Erhärtbarkeit, Viabilität, Aufrechterhaltung innerer Relationszustände, Verurteilung zum Sinn etc., aber auch Besinnung auf Wahrheit, Tatsachen, strukturelle Objektivität etc. – begegnet wird,

3. die Ratio und damit das Denken als Solches nicht mehr als *das* Primat oder die prima Donna menschlichen Seins angesehen werden muss,

4. es beim Denken ein »Nicht-anders-zu-denkendes« gibt, welches eine Form der »Evidenz« impliziert,

5. dieses auf ein »Mich-betreffend« verweist, welches wiederum auf ein »Mich-noch-betreffend« verweist, dieses jedoch als »erlebte Evidenz« beschrieben werden kann,

6. (erkenntnis-)theoretische Integration auf diesen Grundlagen entweder beim »Nicht-anders-zu-denkenden«, oder bei jedem anderen beliebigen Punkt (welcher prinzipiell auf die ersten Annahmen zurückzuführen ist), geschehen kann,

7. die Bestimmung eines nicht-rationalen Kriteriums paradox ist, da das Setzen theoretisch formuliert und mithin gedacht also rational geschieht – auch wenn nicht immer formal-logischen Konventionen folgend.

Die Frage nach einem geeigneten Entscheidungskriterium. Nun mögen diese »Feststellungen« Angst bereiten, versprechen sie doch vermeintlich sicher geglaubten Boden in jeglicher Hinsicht zu verlieren. Nachdem also deutlich geworden ist, dass es keine Letztbegründungszusammenhänge geben kann, alle Theorie zudem auf Annahmen bzw.

Entscheidungen aufzubauen gezwungen ist, stellt sich die Frage nach einem geeigneten Entscheidungskriterium. Denn nach bisheriger Analyse scheint es bis zu einem gewissen Grade durchaus beliebig, sich für eine bestimmte theoretische Position zu entscheiden. Dies impliziert eine gewissen Form von Wertepluralität.

Solang die Möglichkeit bestand auf (meta)-physische oder logische Gewissheiten zu rekurrieren, gab es auch klare – nämlich einzig wahre – Werteimplikationen, welche nicht weiter zu diskutieren, da determiniert waren. Nun jedoch, da bis auf rein willkürliche Dogmatisierung keine letztgültigen Gewissheiten mehr existieren, fehlen Kriterien, an welchen Werte festgemacht werden könnten.

Die Legitimationsgrundlagen von Entscheidungen (wie Werten) können also nicht auf zuletzt-begründeten Gewissheiten aufbauende sein. Letztlich macht dies z.B. eine ethische Grundlegung vermittels wissenschaftlicher Sätze unzulässig. Die Grundannahmen bzw. Entscheidungen sind vielmehr in der Schwebe zu halten – was sie kritisierbar macht – da sie weder wissenschaftlich oder philosophisch – ohne Rückgriff auf Dogmen oder metaphysischen Entitäten – unzweideutig bewiesen werden können.

Wissenschaftliche Rechtfertigung von Ethik ist unzulässig.

Woran nun aber habe man sich zu orientieren? Woran habe sich Wissenschaft, Forschung und Philosophie zu orientieren? Hat sie gemeinhin geltende Wertvorstellungen also schlicht zu übernehmen, sich in politische Systeme einzupassen, auch wenn sie prinzipiell beliebig, bzw. nicht sicher zu setzen sind? Wie aber kann dann Position bezogen werden und vor allem auf welcher Grundlage?

Auf einen potentiellen Ausweg wurde oben bereits hingewiesen. Könnte dieser Ausweg im Begriff der »Evidenz« zu finden zu sein? Könnte er selbst dann noch im Evidenzbegriff zu finden sein, wenn trotz der Unwillkürlichkeit

Evidenz als Ausweg.

rationaler Argumente – da der Spielraum potentieller Alternativen durch ein »Nicht-anders-zu-denken« beschränkt scheint – Argumente nur auf »Evidenz« gesetzt werden können? Und was meint der hier zu entfaltende Begriff der »Evidenz«?

2.3.1 Erlebte und erkannte Evidenz als Entscheidungsgrundlage des »Mich-betreffend«

Alles Entscheiden, ist Entscheiden eines »Mich-betreffend«.

Es hat sich gezeigt, dass alles Entscheiden von einem »Mich-(noch)-betreffend« vorgenommen wird; sei es logisch-argumentativ, sei es erlebt-erfahren (wobei dies noch ausführlich zu zeigen sein wird). Alles Erkannte, jedwede Theorie entsteht also aus einer Entscheidung eines »Mich-betreffend«; genauso natürlich auch das »Nicht-Entscheiden«, das »In-der-Schwebe-halten«. Das »Mich-betreffend« kann damit als Entscheidungsinstanz gelten, da sich gezeigt hat, dass alles Entscheiden, Setzen etc. durch ein »Mich-betreffend« hindurch muss[10]. Das »Mich-betreffend« ist dabei in einem doppelten Sinne verstanden:

– Es bezieht sich auf all das, was von irgendwem irgendwann entschieden, erkannt, gesagt erlebt etc. ist. Denn in all den Fällen wird es auf ein »Mich-(noch)-betreffend« zurückzuführen sein. Das »Mich-(noch)-betreffend« ergibt sich also im Verweis sowohl aus

---

10 Kann man das aber verallgemeinern? Was ist wenn ich nicht darum weiß? Was ist, wenn ich nicht um die Theorie weiß? Betrifft es mich dann immer noch? Was ist, wenn Entscheidungen, Setzungen usw. von anderen durchgeführt werden? Genau dies sind Gründe um den doppelt gemeinten Sinn zu definieren. Allerdings ist diese Definition nicht essentialistisch auszudeuten, da ein »Mich-betreffend« auch anders – z.B. auch phänomenologisch – gedeutet, erfunden, entdeckt etc. bzw. definiert werden kann.

120

dem Erkennen, als auch aus dem Erleben; zugleich ist es selbst Voraussetzung für Erkennen und Erleben.

– Andererseits meint es »mich«-selbst – als der *Sie sind* und *ich bin.* Ich bzw. Sie entscheiden über das gelesene, gehörte, gesagte; Sie bzw. ich stelle(n) Theorien auf, verwerfe(n) sie usw. Sie bzw. ich gehen den obigen Weg des rationalen Rekurses usw. Zugleich verweisen Ihre bzw. meine Entscheidungen, Ihr bzw. mein Erlebtes und Erkanntes auf Sie bzw. mich zurück.

Dieses »Mich-(noch)-betreffend« ist mithin evident (siehe oben). Allerdings meint der Begriff der Evidenz nicht die oftmals negativ konnotierte Weise sicheren Wissens, wahrer Grundlage oder erlebter Tatsachen an sich (z.B. Albert, 1992). Auch wird er nachfolgend nicht im Zusammenhang existentialistischen Gebrauchs verwandt, im Sinne also einer vermeintlich willkürlichen Setzung von Sachverhalten und Tatsachen oder als gesetzt angenommen Tatachen im Sinne einer »Außenwelt«, welche allein auf Grund des Erfahrens an sich schon evident sei (z.B. Popper, 2000; Vattimo, 1992; Waldenfels, 2000; Merleau-Ponty, 1966). Der hier verwendete Begriff soll sich also von solcherlei Bedeutungen abheben, indem er zuerst formal nominal (wie unter 2.2.2 § 2.7, 2.2.4, A.1) behandelt wird; in gewisser Hinsicht also ähnlich zu Stegmüllers (1969) intuitiver Evidenz. Es mag dann zwar stimmen, dass alles was wir an Aussagen zu treffen vermögen Entscheidungen darstellen, welche in gewisser Hinsicht beliebig sind, doch sind diesen – wie oben gezeigt – einerseits Grenzen durch ein »Nicht-anders-zu-denken« gesetzt, andererseits, wie sich noch ausführlich zeigen wird, durch ein »Mich-noch-betreffend« (Erleben). Dann mag eine Außenwelt zwar ebenso, da erlebt, evident sein, aber diese Evidenz ist Verweisungsinstanz (z.B. von ... auf den Zweifel, die

Evidenz, »Mich-betreffend« und »Mich-noch-betreffend«.

Welt, das »In-der-Welt-sein«, Differenz, »Zwei-Seiten-Form«
etc. immer im Bezug auf ein »Mich-betreffend«) und durch
Entscheidung eines »Mich-(noch)-betreffend« entschieden.
Natürlich – so kann eingewandt werden – wäre all dies
prinzipiell auch anders zu denken. So jedoch lässt es sich
auch denken (erkennen). Ein »Mich-(noch)-betreffend« ist
prinzipiell also immer dabei.

2.3.1.1 Erkannte Evidenz

*Entschei-
dungen
durch
»Mich-
betreffend«.*

Wie gezeigt, ergibt sich erkannte Evidenz nach Annahme
des Zweifels aus dem »Nicht-anders-zu-denkenden«. Es ist
dann »Etwas ist«, Prozess, Negation, Gedanke etc. Immer
verweist dieses jedoch auf ein »Mich-betreffend« wie gezeigt. Wird nun, wie im hiesigen Fall, auch unterstellt, dass
dieses »Mich-betreffend« bereits den Zweifel angenommen
hat, dann ergibt sich ein Zirkel, bei welchem das »Mich-
betreffend« dem Zweifel voraus seiend, den Zweifel erkennt.
Es kann also formal gezeigt werden, dass in jedem Fall, bei
jeder Entscheidung, bei jeder Annahme, ja bei jedem Gedanken ein »Mich-betreffend« welches entscheidet, denkt,
annimmt usw. immer schon da ist. Man kann an dieser Stelle
auch sagen, dass – obwohl sicherlich auch ein »In-gedacht«
prinzipiell möglich ist – es als stringent evident erscheint,
dass dieses »Mich« ist, auch wenn es erst in einer zweiten
Transzendenz nach erster Annahme möglich ist zu entscheiden. Denn ohne dieses »Mich« wäre Denken prinzipiell nicht
zu denken. Ich kann nicht denken – und niemand anderes
kann es – wenn niemand da ist, welcher denkt. Das dies
schlüssig ist, wenn auch sicherlich ein logischer Zirkel, wurde an anderer Stelle (2.2.4, A.1) mit Hinweis auf Heidegger,
bereits angemerkt.

Nun auch wird es möglich zu behaupten, dass dieses »Mich-betreffend« anhand »Nicht-anders-zu-denkendem« Evidenzen feststellt. Es entscheidet aufgrund »Nicht-anders-zu-denkendem« also aufgrund erkannter Evidenz, dass ein Sachverhalt, ein Fall oder eine Tatsache sein soll. Hier kann es auch feststellen, dass Grundlagen von Theorien »Differenz zwischen«, »Zwei-Seiten-Form«, Ganzheit/Einheit, »Etwas ist ...«, »Im-...-sein« usw. sind, bzw. als solche gesetzt werden. Ja es kann auch aufgrund dessen Annahmen, Entscheidungen, ja ganze Theorieblöcke und -gebäude im Rekurs zurückführen auf »Nicht-anders-zu-denkendes«. Und dennoch ist Evidenz nicht eindeutig im Sinne des »Richtig« oder »Falsch«, wie oben gezeigt. Es kann nur nicht willkürlich gesetzt werden – doch soll dies hier nicht nochmals wiederholt sein. Immer noch jedoch ist nach einer ersten Annahme die Setzung im Rahmen des »Nicht-anders-zu-denkenden« beliebig. Was in zweiter, dritter, vierter usw. Transzendenz auch immer zu entscheiden ist, kann nicht mehr einzig über ein »Nicht-anders-zu-denkendes« argumentiert werden, da sich die Anzahl der gleichwertigen Varianten unüberschaubar vervielfachen. Hier nun spielen andere Kriterien – und zwar die oben genannten, wie Mehrwert, Nützlichkeit, Zugewinn, Besser bzw. Schlechter (für oder als) usw. – als »Entscheidungshilfen« eine zentrale Rolle. Entscheidungen zu Gunsten einer Variante in zweiter, dritter, vierter etc. Transzendenz würden dann unter Gebrauch dieser »Entscheidungshilfen« getroffen und könnten – auch wenn in weiterer Transzendenz getroffen – auf »Nicht-anders-zu-denkendes« zurückgeführt werden. Allerdings können die genannten Entscheidungshilfen selbst nur formal oder kartesianisch deduktiv[11] zurückgeführt werden

Evidenz durch »Nicht-anders-zu-denkendes«.

Entscheidung in zweiter ... Transzendenz.

---

11 Formal ist »Besser oder Schlechter« z.B. eine »Zwei-Seiten-Form«; formal und inhaltlich können »Besser« oder »Schlechter« bezweifelt werden usw.

auf »Nicht-anders-zu-denkendes«, da es sich bei ihnen als Wertungshilfen um engagierte Kriterien handelt. Es trifft sie also das selbe Schicksal wie die unter 2.2.2, §3.1ff. besprochenen Konventionen, nämlich bedingte Beliebigkeit, da wie gezeigt Kriterien bzw. Konventionen wie »Besser« oder »Schlechter«, »Mehrwert«, »Nützlichkeit«, »Praktikabilität«, »Lösung eines Problems«, ja sogar »Ausschluss des logischen Widerspruchs« engagierte Kriterien sind. Insofern müssen auch diese Kriterien ihrerseits über (erlebte) Evidenz geprüft werden. Entscheidende Instanz jedoch bleibt stets das »Mich-Betreffend«, auch wenn schon hier im doppelten Verweis auf ein »Mich-noch-Betreffend«, da es sowohl formal abzuleiten ist, sich bei Entscheidungen jedoch engagierter Kriterien bedient.

Evidenz ist nicht rein willkürlich.

Es ist also zu sehen, dass auch der hier entfaltete Begriff der Evidenz keine Sicherheiten vermittelt. Zugleich ist Evidenz jedoch nicht rein willkürlich zu setzen, gerade da er als Verweisungsinstanz immer auch kontextuell eingebettet ist. Somit ist Evidenz einerseits als Formalie nur im Zusammenhang mit einem »Mich-betreffend« zu setzen. »Mich-betreffend« und »erkannte Evidenz« sind – da voneinander abzuleiten – im hier verwandten Zusammenhang also reziprok bzw. interdependent. Zugleich kann Evidenz nicht als isolierter Begriff genutzt werden, da bei Entscheidungen in weiterer Transzendenz der Komplexitätsgrad möglicher Alternativen zunimmt, damit auch der Rahmen eines »Nicht-anders-zu-denkenden« und damit wiederum der Verweisungsspielraum (Sowohl-als-auch-Prinzip). Damit in zweiter, dritter, vierter usw. Transzendenz aber Entscheidungen getroffen werden können, scheint es unumgänglich, sich auch »erlebter Evidenz« zu bedienen.

Was erkannte Evidenz noch braucht.

Die Entscheidung zu Gunsten und auf Grund von... jedoch bleibt bedingt beliebig engagiert.

124

2.3.1.2 Erlebte Evidenz

Erlebte Evidenz lässt sich, wie oben gezeigt (2.2.4, A.1), einerseits formal ableiten aus erkannter Evidenz (als »Mich-noch-betreffend«), andererseits kann Evidenz auch unmittelbar »faktisch« erlebt werden. So ist in der Tragödie z.B. die logische Konsistenz egal. Es spielt nur eine Rolle, das ein Ereignis eingetroffen ist, welches die Dramatik des Lebens eindeutig vor Augen führt. Es ist gleichgültig ob dies logisch ist oder nicht, denn es ist »faktisch«! Logisch-argumentatives Denken hilft nur – und nicht unbedingt – im Umgang mit dem »faktischen« Ereignis (also nach dem Ereignis!). Nach dem Geschehen erst lässt es sich wegdiskutieren, verleugnen, erklären (rationalisieren) usw., also auch formal bezweifeln. Man könnte sonach sagen, dass es einen Unterschied macht, ob formal argumentiert wird und damit gedanklich (de)konstruiert, oder ob (in einer) Lebenswelt gelebt wird.

Erlebte Evidenz ist sowohl formal abzuleiten als auch faktisch.

Ein faktisches Ereignis[12] lässt sich also nur formal un-geschehen machen, da die faktisch erlebte Evidenz im Be-schreiben auch formal zugänglich wird und sich so in erkannte Evidenz überführen lässt. Im Erklären ist sie sogar schon (formales) Argument und damit erkannte Evidenz. Einzig in der Unmittelbarkeit des Ereignisses, vorab also bewusster Analyse bzw. Beschreibung und damit einhergehender (raumzeitlicher) Fixierung, also einzig im privaten Zustand kommt erlebte Evidenz ohne erkannte aus. Erlebte Evidenz setzt sonach erkannte nicht voraus. Sobald sie jedoch in Sprache und Denken ist, sobald sie also (Alltags-

Über-führung.

Erlebte Evidenz setzt erkannte nicht voraus.

---

12 Nur um keine Missverständnisse aufkommen zu lassen: (Faktisch) Er-eignetes meint neben Sinneseindrücken und »beobachteten« Ereignissen bzw. Sensationen auch Phänomene wie Gefühle, Eindrücke und Stim-mungen mit ein. Aber auch diese bleiben eben nur evident, können formalisiert werden und sind damit *genauso* wahr oder falsch, wie durch erkannte Evidenz Entschiedenes.

/Erkenntnis-)Theorie wird, wird sie erkanntes Phänomen und damit formaler Analyse zugänglich.

Genauso jedoch lässt sich erkannte Evidenz in erlebte überführen, indem sich bspw. im Nachvollzug oder Mitgang erlebt eingelassen, nachgespürt, mitempfunden etc. wird. Allerdings zeigt dies bereits an, dass ein »Mich-noch-betreffend« immer mit betroffen ist. Erlebte und erkannte Evidenz sind mithin als »Sowohl-als-auch« möglich und zwar formal hergeleitet, wie oben bereits gezeigt, als auch bewusst erlebt.

Eine Einschränkung. Eine Einschränkung scheint es dennoch zu geben, da sich »Nicht-zu-denkendes«, »Nicht-gedachtes«, »Nicht-bewusstes« nicht argumentieren lässt. Hier bleibt erlebte Evidenz mithin privativ, da Erleben ohne Argument oder Beschreibung, also ohne Bewusstwerdung und Sprache hineingeahnt ist. Und nochmals muss – auch an dieser Stelle – betont werden, dass selbst eine in erkannte Evidenz überführte erlebte Evidenz nicht »richtiger« oder »wahrer« sein muss, da dies weder im einen, noch im anderen Fall endgültig zu entscheiden ist.

Beteiligung des »Mich-betreffend?« Nun stellt sich jedoch die Frage, wie im Falle erlebter Evidenz ein »Mich-betreffend« beteiligt sei. Bezüglich erkannter Evidenz war der reziproke Verweis auf ein »Mich-(noch)-betreffend« einfach aufzuzeigen. Im Falle erlebter Evidenz jedoch ist dies nur dann möglich, wenn sie aus dem privativen Bereich transzendiert, da im faktischen Erleben ein »Mich-(noch)-betreffend« nicht zwingend miterlebt (evident) werden muss. Dies zeigt die oben formulierte Paradoxie von Setzungen von »Nicht-gedachtem« oder »Nicht-zu-denkendem« in voller Entfaltung[13], was zu einem Problem

---

13 Übrigens scheint dies einer der Gründe dafür zu sein, das Phänomenologen wie Heidegger (1926/2001), Merleau-Ponty (1966), Schmitz (1989, 1986) nicht konsequent zu den Dingen selbst vordringen können ohne auch ins Argumentieren zu kommen, mithin formal auch rational irratio-

der Verantwortungsübernahme von Entscheidungen führt.
Es stellt sich dann nämlich die Frage ob ein »Mich«, welches quasi nachträglich in Erlebtes hineingedacht ist, dann *Verantwor-*
noch Verantwortung für Entscheidungen, welche nicht aus *tung bei*
dem privativen Bereich transzendiert sind, zu tragen hat. Es *privativ*
erlebter
berührt also ein weiteres zentrales Thema dieser Untersu- *Evidenz?*
chung in zweifacher Hinsicht, nämlich das der Verantwortung eines »Mich-betreffend« für getroffene Entscheidungen
an-sich, und das der Verantwortung für getroffene Entscheidungen aus privativ erlebter Evidenz im Speziellen.

2.3.1.3 *Problem der Verantwortlichkeit für Entscheidungen ei-*
nes »Mich-betreffend« bei erkannter und erlebter Evi-
denz

Die Frage ob ein »Mich-betreffend« für sein Entscheiden *Verantwor-*
und speziell für das hieraus resultierte Handeln auch Ver- *tung als*
antwortung zu übernehmen hat, ist nicht einfach zu beant- *engagierter*
Begriff?
worten. Dies schon darum nicht, weil rationale Argumente
den Verantwortungsbegriff nur formal und ausschließlich
auf »Nicht-anders-zu-denkendem« gründen können, ohne
irrationale Hilfestellung zu beanspruchen. Damit jedoch
beißt sich die Katze in den Schwanz, da die formal begründete Verantwortung ausschließlich im Zweifel endet,
welches nur über die letzte der drei Varianten des Trilem-
mas aufzubrechen ist. Damit jedoch stünden wir wieder am
Anfang, zumal auch in diesem Fall erste Entscheidungen
in Transzendenz von einem »Mich-betreffend« im Rekurs
auf erkannte oder erlebte Evidenz zu treffen sind. Ist Verant-

---

nal bzw. analytisch irrational werden. Eine Paradoxie, welche sich, wie
oben gezeigt, nicht auflösen lässt, solang Theorie denkend in Sprache
und vor allem, wenn sie möglichst eindeutig, klar bzw. linear formuliert
ist (siehe 3.2.2). Allerdings ist ihnen dies zum Teil selbst deutlich gewesen
(vgl. auch Seewald, 1992).

wortung mithin also ein engagierter Begriff, wie Mehrwert, Nützlichkeit usw.? Dies kann mit »Ja« beantwortet werden, da Verantwortung meint, die Folgen für eigene und fremde Handlungen zu tragen, wenn deren Verursachung auf die zu verantwortende Person oder Institution zurückzuführen ist (Schwartländer, 1974). In dieser Definition schwingt eine Werteimplikation also mit [14].

Verantwortung formal bestimmt.

Mein Vorschlag lautet dennoch, eine formale Herleitung zu leisten und zwar unter der Idee eines »Mich-betreffend« als Entscheidungsinstanz und Evidenz als Verweisungsinstanz. Mithin wird der Verantwortungsbegriff nicht-essentialistisch definiert und bildet somit erst eine Grundlage, um ihn später mit Werteimplikationen – wie es auch für die oben genannten Entscheidungshilfskriterien der Fall ist – füllen zu können.

Formal hergeleitet werden kann er über das im obigen Satz schon anklingende Kausalitätsprinzip. Die Person sei verantwortlich zu machen, dann – und nur dann – wenn die Verursachung auf die verantwortende Person oder Institution zurückzuführen ist. Hier klingt Urheberschaft an.

Verantwortung als Urheberschaft.

Nach Annahme des Zweifels liegt jeglicher formaler Ausgangspunkt des Denkens beim »Nicht-anders-zu-denken«, dieses führt zu einem »mich-dünkt«, ist mithin im Verweis auf ein »Mich-betreffend« evident, wobei diese erkannte Evidenz als formaler Verweis das Zwischen markiert und zusätzlich auf ein »Mich-noch-betreffend« verweist – und zwar sowohl formal hergeleitet, als auch erlebt erkannt. Jede »Feststellung« eines in erster, zweiter Transzendenz Geleisteten, ist entschieden und nicht bewiesen, wie unter

---

14 Jenes ist an dieser Stelle bewusst betont, da sich ohne weiteres zeigen ließe, dass alle Werte engagiert definiert sein müssen, wenn auch mitunter unter Stützung vermittels empirischer Evidenz oder rationaler Argumente.

2.2.2. gezeigt und zwar von bzw. in einem »Mich-betreffend«, selbst dann, wenn ein »in-mich« gedacht wäre. Die Urheberschaft der Entscheidung ist mithin nur dann nicht auf ein »Mich-betreffend« zurückzuführen, wenn ein »in-gedacht« prinzipiell für jeden Gedanken angenommen wird; sich ein »Mich-betreffend« also für ein prinzipielles »in-gedacht« entscheidet, also auch für ein sich im unendlichen Regress befindlichen »in-gedacht« des Position-Beziehens zu dieser Entscheidung entscheidet. Urheberschaft eines »Mich-betreffend« einer Entscheidung dieses »Mich-betreffend« ist formal also dann nur auf sie zurückzuführen, wenn dieses »Mich-betreffend« die Urheberschaft anerkennt, sich also dafür entscheidet, mithin dann, wenn ein »Mich-betreffend« als Entscheidungsinstanz gilt (entschieden ist). Alles Andere wäre engagiert. Da ein »Mich-betreffend« in dieser Arbeit jedoch schon anerkannt wurde und nicht weiter argumentiert zu werden braucht, da die hier geleisteten Entscheidungen zudem von einem »Mich-betreffend« als von diesem selbst gedacht anerkannt sind, soll gelten: Die Urheberschaft von Entscheidungen des »Mich-betreffend« als auch die Urheberschaft zur Entscheidung zur Positionierung von »In-gedachtem« liegt in jedem Falle bei diesem »Mich-betreffend« als Entscheidungsinstanz.

Zum Problem wird diese Formulierung scheinbar erst im Zusammenhang mit Entscheidungen, welche aus privativ erlebter und gebliebener Evidenz getroffen – mithin unbewusst geblieben – wurden. Die Voraussetzung, dass sich ein Problem ergibt, ist die Einführung einer Wertung, mithin der Idee, Verantwortung mit Schuld gleichzusetzen. Darum seien folgend noch einige Gedanken hierzu angestellt.

Urheberschaft eines »Mich-betreffend« gilt, wenn »Mich-betreffend« Entscheidungsinstanz ist.

129

2.3.1.4 Sonderfall der Verantwortlichkeit bei Entscheidungen eines »Mich-betreffend« bei privativ erlebter Evidenz.

Evidenz wurde als formale Verweisungsinstanz beschrieben, ein »Mich-betreffend« wurde als ebenfalls formale, aber als Entscheidungsinstanz abgeleitet. Zudem konnte gezeigt werden, dass alle Theorien gangbar sind, sich auf »Nicht-weiter-zu-denkendes« zurückführen und an dieser Stelle (in erster und zweiter Transzendenz) sogar integrieren lassen. Prinzipiell, wurde gesagt, kann Theorie auch an jeder anderen Stelle integriert werden. Dennoch wurde gezeigt, lässt sich die paradoxe Situation entfalten, dass Entscheidungen, Analyse, Denken usw. von einem erst in zweiter bzw. dritter Transzendenz ableitbaren »Mich-(noch)-betreffend« bereits getroffen sind – also einem abgeleiteten »Mich-(noch)-betreffend« ein »Mich-(noch)-betreffend« vorausliegen, es also analytisch vorweg der Analyse gesetzt werden kann. Weiterhin wurde gesagt, dass erlebte und erkannte Evidenz ineinander überführbar seien. Da wie zudem gezeigt, alle Theorie und Beschreibung von Phänomenen immer denkend geschieht, sind alle Voraussetzungen erfüllt, um eklektisch integrativ argumentieren zu können und so das Problem – einem nicht-theoretischen theoretischen Problem, da es um Entscheidungen geht, welche nicht bewusst getroffen werden – der Verantwortlichkeit für Entscheidungen vermittels privativ erlebter Evidenz zu klären. Nun nämlich ist es auch möglich, mit bereits bekannten Theorien zu argumentieren.

Bezüglich eines »Mich« bei rein privativ erlebter Evidenz können Theorien zum Selbst, wie psychoanalytische (z.B. Kohut, 1981), neuropsychologische (z.B. Damasio, 2000, 2002) oder kognitionspsychologische (z.B. Power, 2007; Schulz von Thun, 2001 & 2001a) argumentiert werden. Und auch wenn die dabei gefundenen Evidenzen nicht als »wahr« oder

Voraus-setzungen zur Lösung?

Eklektische Lösung?

»falsch« zu entscheiden wären, können sie sowohl erkannte, als auch »mit-« bzw. »(mich)-noch-betreffende« (erlebte) Evidenz schaffen und so sowohl ein »Mich-betreffend« argumentiert und somit die Urheberschaft auf dieses zurückgeführt werden. Die Urheberschaft von Entscheidungen aus privativer Evidenz wird so post hoc aufgrund weiterer Evidenzen argumentiert. Es wird also von einem nachträglich abzuleitenden faktisch (und formal) jedoch schon vorweg seiendem »Mich-betreffend« *bestimmt* (siehe weiter unten).

Dies erscheint ein wenig spitzfindig, lässt sich m.E. jedoch nicht anders argumentieren und muss mit den gezeigten Voraussetzungen auch nicht weiter begründet werden. Denn ein »Mich-(noch)-betreffend«, welches Entscheidungen aufgrund von formalen Evidenzen zu treffen hat, soll sich aufgeklärt, reflektiert und offen kritisch an Theorien bedienen dürfen, da sie eben nur evident sind, zwischen »wahr« und »falsch« jedoch nicht entschieden werden kann. Und da dies alles auch auf diese Aussagen zutrifft, wäre es prinzipiell zwar auch anders, nicht jedoch nicht-denkend zu denken. Bezüglich Verantwortung sei in diesem Zusammenhang noch folgendes angemerkt: Es macht einen Unterschied, ob von Verantwortung im psychologischen, philosophischen, theologischen oder juristischen Sinne gesprochen wird, gerade wenn Verantwortung als werteimplikativer Begriff im Zusammenhang mit Schuld, Schuldfähigkeit und Sünde genannt wird. Und wie konträr dies sein kann, sei an einem kurzen Beispiel illustriert:

Theologisch z.B. kann »Erbsünde« als nicht eigen verursachte kollektive Schuld aufgefasst werden (z.B. Drewermann, 1988), »Sünde« hingegen kann verstanden werden als eigens verursachte Handlungen, für welche Verantwortung zu übernehmen sei. Da sie jedoch aus Verletzungen in der Vergangenheit resultieren, welche wiederum nicht selbst ver-

Was noch anzumerken ist.

Verantwortung, Schuld und Sünde?

131

ursacht und damit verschuldet sind, kann das Geschöpf nur in die Pflicht bzw. Verantwortung für zukünftige Handlungen nach Einsicht genommen werden. Es steht also sowohl im ersten wie im letzten Fall (einzig) in der Verantwortung, sich aus der Unmündigkeit z.B. durch Selbst-Reflexion, Kontemplation etc. zu lösen bzw. ihr entgegenzustellen (Bondi, 1999; Grün, 2007). Urheberschaft, Schuld und Verantwortung sind sonach unterschiedliche Konstrukte. Einzig der Begriff der Urheberschaft scheint als wertfreier Begriff unproblematisch, im Zusammenhang mit Verantwortung eines »Mich-betreffend« bei privativ erlebter Evidenz, zu sein.

2.3.1.5 Urheberschaft, Verantwortung, Schuld und Autorenschaft

Wertefreiheit des Verantwortungsbegriffs.

An dieser Stelle macht es Sinn, nochmals zurückzukommen auf den Verantwortungsbegriff allgemein, und zwar als formell nicht-essentialistischen. Hiernach geht es zuerst darum, Urheberschaft für die Entscheidungen eines »Mich-betreffend«, diesem »Mich-betreffend« ›nachzuweisen‹. Der so entfaltete Begriff der Verantwortung ist noch kein Werte implizierender. Ob die von einem »Mich-betreffend« getroffenen Entscheidungen als gut oder schlecht, als nützlich oder wertvoll, als gefährlich usw. einzustufen sind, kann erst vor dem Hintergrund z.B. sozialer, sozialethischer usw. Entscheidungshilfen entschieden werden. Es ist in diesem Falle also noch nicht von Schuld oder ähnlichem zu sprechen. Mit dem Verweis auf die Urheberschaft jedoch sind die Grundlagen geschaffen, eine Wertediskussion und damit eine Diskussion

Grundlagen für Wertediskussion geschaffen.

der Begriffe Schuld, Verantwortungs*übernahme* etc. anzuschließen, ohne dass dies an dieser Stelle geleistet werden kann[15]. Im hier gemeinten Zusammenhang reicht der Ver-

---

15 Eine Grundlage für eine solche Diskussion könnte die »Humanistische-Basis-Setzung« von Michael Schmidt-Salomon (1999, 80ff.) sein: »Alle

weis auf die Urheberschaft von Entscheidungen und der
so gemeinte Verantwortungsbegriff vollkommen aus, um
die Verantwortlichkeit für Entscheidungen formal an einem
»Mich-betreffend« prinzipiell festmachen zu können[16].

»Mich-betreffend« und Evidenz können nur formale Kriterien sein, mit welchen zwischen Theorien entschieden werden kann. Es kann sich mithin selbst nicht um eine neue Erkenntnistheorie handeln. Das »Mich-betreffend« ist damit in Verantwortung, sich auch für Werte-Theorien zu entscheiden und damit indirekt auch die Pflicht Wertevorstellungen mitzuliefern, da auch ein »Mich-betreffend« sozial eingebunden ist. Und wenn dieses »Mich-betreffend« sich auch

»Mich-betreffend« in Verantwortung, sich für Werte zu entscheiden.

Menschen (ungeachtet, welcher Gruppe sie angehören – auch die kommenden Generationen werden hier mit einbezogen) sind gleichberechtigt und frei in ihrem Streben, ihre individuellen Vorstellungen vom guten Leben zu verwirklichen, sofern dadurch nicht die gleichberechtigten Interessen anderer in Mitleidenschaft gezogen werden; und es ist die unaufkündbare Aufgabe eines jeden Menschen, mit allen ihm zur Verfügung stehenden Kräften dazu beizutragen, dass möglichst wenigen (im Idealfall: niemandem) die Inanspruchnahme dieses fundamentalen Rechts versagt bleibt« (ebd., 81).

Es handelt sich jedoch nur um einen Vorschlag, welcher noch genauer zu durchdenken wäre. So ergibt sich bereits auf den ersten Blick ein Problem: nämlich das der Einschränkung. Was also, wenn einigen Wenigen dieses Recht versagt bleibt? Aus welchen Gründen soll es versagt werden? Was legitimiert ggf. ein Versagen dieses fundamentalen Rechts? Was geschieht mit Jenen, welche das Recht versagen? Was heißt wenige? usw. Und dieses Problem ist nicht das einzige. Dennoch erscheint es mir ein sehr sinnvoller Ansatz, welcher – wie gesagt – jedoch noch eingehender behandelt werden müsste.

16 Damit gibt es vorerst auch keinen Grund, ein verursachendes »Mich-betreffend« auch in die Rechtfertigungspflicht zu nehmen. Rechtfertigung wird erst dann notwendig, wenn sich ein »Mich-betreffend« genötigt sieht oder sozial verpflichtet wird. Dies jedoch ist eine (sozial)-ethische oder juristische Frage. An dieser Stelle reicht es jedoch vollkommen aus, zu zeigen, dass alle Entscheidungen von einem »Mich-betreffend« vorgenommen sind, diese also immer auf dieses zurückzuführen sein werden und es mithin formal prinzipiell zu verantworten hätte.

darüber bewusst ist, dass es bezüglich Begründungsgrundlagen nur Entscheidungen treffen kann, dann kann es sich auch Dogmatisierungen gegenüber verwahren – auch den eigenen gegenüber. Damit wäre es ein ethisch selbstreflexives, theoriereflexives, erkenntnistheoriereflexives, sozialreflexives Wesen. Und da dieses auch den Autor der hier entfalteten Gedanken einschließt, sei die Verantwortung für die hier entfalteten Gedanken übernommen und angemerkt: *Alles mag prinzipiell denkbar und gangbar sein, nichts kann durch Menschen als absolut wahr oder unwahr, richtig oder falsch bewiesen werden, darum dürfen die hier entfalteten Gedanken ausschließlich zum Wohle des Einzelnen und der Gemeinschaft aller Menschen, ja der gesamten Natur gebraucht werden. Wer also versucht, Diskriminierung, Verfolgung, Vernachlässigung, Gewalt, Raubbau usw. an Mensch und Natur durch die hier entfalteten Gedanken zu legitimieren, handelt nicht im Interesses des Autors, schon darum nicht, da nicht ein Kriterium, anhand dessen eine Entscheidung getroffen wurde, wahr ist. Da Evidenz als Verweisungsinstanz rein formal dichotom definiert wurde, kann zudem nicht über größere oder kleinere Evidenz befunden werden.*

Verantwortliche Anmerkungen.

2.3.2 Zusammenfassung

Auf den vorausliegenden Seiten wurde der Evidenzbegriff dahingehend untersucht, ob er sich als Kriterium für Entscheidungen eignet. Dies kann nach den obigen Ausführungen mit »Ja« beantwortet werden.

Evidenz wurde hierbei als zweifaches Entscheidungskriterium eines »Mich-betreffend« (als Entscheidungsinstanz) – einmal als formale Verweisungsinstanz, ein andermal als faktisch erlebte Verweisungsinstanz – beschrieben, welche zudem ineinander überführbar sind. Zugleich wurde jedoch deutlich, dass auch der Evidenzbegriff als Entscheidungskriterium nicht absolut zu setzen ist, zumal auch dieser prinzipielle Voraussetzungen machen muss und zumindest rational bzw. analytisch *ad absurdum* zu führen wäre.

Erkannte Evidenz ist zudem zwar einerseits an »Nicht-anders-zu-denkendem« festzumachen, kommt andererseits jedoch bei Entscheidungen in zweiter, dritter, vierter usw. Transzendenz nicht ohne erlebte Evidenz aus; außer es wird sich für ein »Sowohl-als-Auch« entschieden – was potentiell jedoch immer, also auch unter erlebter Evidenz möglich wäre.

Damit zeigt sich, dass Evidenz zwar als Kriterium zu nutzen möglich ist, allerdings kann auch über den oben entfalteten Evidenzbegriff nicht auf unabhängig wahre *Ein*eindeutigkeiten im Rekurs auf Letztgültigkeiten geschlossen werden. Gültig ist das vermittels Evidenz ›Entdeckte‹ mithin nur für ein »Mich-betreffend« und zwar abhängig von weiteren Verweisungszusammenhängen – seien sie faktisch oder rational. Und da Evidenz als erlebte oder erkannte Evidenz selbst in einem »Mich-betreffend« verwirklicht ist, und zudem die getroffenen Entscheidungen von einem »Mich-betreffend« vorgenommen werden, hat dieses »Mich-betreffend« jegliche Entscheidung auch formal prinzipiell zu verantworten, und zwar ohne zugleich schon in eine Rechtfertigungspflicht genommen werden zu können. Nicht in die Rechtfertigungspflicht genommen wird das »Mich-betreffend«, da der oben entfaltete nicht-essentialistische Begriff der Verantwortung zuvorderst Urheberschaft eines »Mich-betreffend« meint. Hierdurch wird Verantwortung für Entscheidungen jeglicher Form zuerst und ausschließlich formell an diesem »Mich-betreffend« festgemacht. Ein so verstandener Verantwortungsbegriff bildet sonach erst die Vorstufe oder die Grundlage bzw. das Fundament zur Diskussion um einen wertegeschwängerten Verantwortungsbegriff.

Es ist nun aber eine Paradoxie, dass der Entscheidung – ob rational oder irrational – Evidenz voraus sein muss. Paradox ist dies, da Evidenz formal erst aus »Nicht-anders-zu-denkendem« abgeleitet werden kann, sie mithin also dem Zweifel und damit den ersten Entscheidungen – formal – nachgestellt ist. Der Zweifel und alles weiterhin Entschiedene (in weiterer Transzendenz) wäre jedoch – schon aufgrund dem Vorausliegen der Evidenz – bereits entschieden (siehe unten). Es zeigt sich also die gleiche nicht aufzulösende Paradoxie, welche bereits bei der Bestimmung eines »Mich-betreffend« auftauchte. Dies nun macht es auch erforderlich, Evidenz im Zusammenspiel mit einem zu verantwortenden »Mich-betreffend« zu sehen – ein »Mich-betreffend« mithin, welches eben diese Entscheidungen zu treffen hat. Evidenz kann also als Kriterium nur dann nutzbar sein, wenn zugleich die durch sie getroffenen Entscheidungen, von einem entscheidenden »Mich-betreffend« zu verantworten sind; es damit als Verweisungsinstanz im doppelten Sinne verstanden wird; nämlich a) auf ein »Mich-betreffend« hin und b) auf »Nicht-anders-zu-denkendes«, bzw. »Mich-noch-betreffend« hin. Dies trifft jedes »Mich-betreffend« in seinem Entscheiden, also auch, wenn ein »Mich-betreffend« beim Lesen dieser Worte deren Bedeutung entscheidet[17].

---

17 An dieser Stelle könnten ein kontextuelles »Mich-betreffend« und konsensualisierte Evidenz entworfen werden um Entscheidungen und hiermit Aussagen, Erkenntnisse usw. anschlussfähig zu machen. Dies jedoch an dieser Stelle zu leisten, würde die gesetzten Ziele der vorliegenden Arbeit weit überdehnen und damit den Rahmen sprengen. Dennoch möchte ich mir einen Gedankensprung erlauben und folgende Hypothese formulieren: Ein »Mich-betreffend« konsensualisiert durch ›sozial-kontextuelle‹ Einbettung Evidenzen und damit Entscheidungen. Diese Konsensualisie-

Neben dieser formal hergeleiteten erkannten und erlebten Evidenz, zeigte sich noch eine faktisch erlebte, welche sich bis auf die rein privative auch in eine formale überführen lässt, zumal sie im Erklären bereits formal erkannte Evidenz ist. Das faktisch Erlebte jedoch muss nicht weiter analysiert werden, da dies zumindest für das erlebende »Michbetreffend«, also für den, welchem das Ereignis widerfahren ist, faktisch evident ist. Nun könnte man hier entgegenhalten, dass es ja auch Verdrängung gibt und damit Ereignisse

---

rung kann zur Erhärtung von Evidenz führen und zwar indem gleiche Evidenzen in der Lebenswelt mehrerer »Mich-betreffend« vermittels Angabe zu Annahmen und der (Folge-)Operationen gemacht werden. Analoges ist bereits in Maximum-Entropie-Inferenzverfahren zur geschaffenen Objektivität zu finden (Link, 2003). Objektivität wird hiernach dadurch hergestellt, dass Personen mit gleichen Informationen zum gleichen Entropie-Ansatz gelangen (Link, 2003, 13f.). Sehr ähnliche Ideen formulierte auch Maturana (2000, 240) mit seinen vier operationalen Bedingungen naturwissenschaftlicher Forschung:

1. »Die Bestimmung eines zu erklärenden Phänomens als eines Merkmals der Lebenspraxis des Beobachters und zwar durch die Beschreibung dessen, was der Beobachter tun muss, um das Phänomen zu erfahren.

2. Die Herstellung eines Mechanismus in der Lebenspraxis des Beobachters, dessen Operieren das zu erklärende Phänomen hervorbringt.

3. Die Abbildung weiterer Phänomene sowie der Operationen, die der Beobachter in seiner Lebenspraxis ausführen muss, um sie zu erfahren, durch den in 2) gegebenen Mechanismus und alle damit in der Lebenspraxis des Beobachters geforderten operationalen Kohärenzen.

4. Die tatsächliche Erfahrung der in 3) abgeleiteten Phänomene zusätzlichen Phänomene durch den Beobachter, wenn er in seiner Lebenspraxis die Operationen ausführt, die gemäß 3) jene Phänomene erzeugen soll«.

Unter 3.2.2 wird im Rahmen »Erhärtung von Evidenz« hierauf nochmals zurückgekommen.

ungeschehen gemacht werden können. Allerdings scheint all dies nachträglich zu geschehen, wie gezeigt.

Man könnte auch einwenden, dass es Illusionen und Halluzinationen gibt, also Erlebtes nicht wirklich sein muss. Auch dies mag stimmen, doch sind Halluzinationen und Illusionen erstens für den Erlebenden faktisch wirklich und zweitens ist nach obigen Ausführungen nur auf gesetzten ersten Entscheidungen zwischen wahr und falsch zu entscheiden – gerade in Fragen rechter Wahrnehmungen, Realität und objektiver Wirklichkeit etc. Es kann also nur *angenommen* werden, dass man zwischen Illusion und objektiver Wirklichkeit eindeutig unterscheiden kann (vgl. hierzu auch die anschaulichen Ausführungen von Ernst [2007] zum Referenzproblem [78ff., 110f.], zum Naturalismus [112f.] und Reliabilismus [102ff.], oder die konstruktivistischen Überlegungen bei Maturana, 2000).

2.4 DIMENSIONALONTOLOGIE, DIMENSIONALEPISTEMOLOGISCHE PERSPEKTIVE UND GANZHEITLICHKEIT

Nach allen Ausführungen des letzten und vorletzten Kapitels sind die Grundlagen erarbeitet, um verantwortungsvollen, reflektierten erkenntnistheoretischen bzw. theoriegeleiteten Eklektizismus oder eben theoretische Integration in Wissenschaft und Praxis zuzulassen. Über den Evidenzbegriff sind zudem die formalen Grundlagen geschaffen, prinzipiell auch unterschiedliche Forschungsmethoden zu kombinieren.

Zwei wesentliche Ziele sind erreicht.

An dieser Stelle sind nun also zwei wesentliche für die vorliegende Arbeit gesteckten Ziele erreicht; nämlich:
erstens zu zeigen, dass:

Erstens.

- alle Theorien auf nicht weiter zu begründenden (letzten) Annahmen aufbauen,

  - es mithin nichts zu beweisen oder zu widerlegen
    gibt, außer auf einer ersten gesetzten Annahme
    bzw. nach einer ersten getroffenen Entscheidung.

- sich alle Theorien auf eine – allen gemeinsame – erste
  Voraussetzung zurückführen lassen,

  - sich mithin alle Theorie auf dieser ersten Voraus-
    setzung integrieren lässt.

- damit alle Theorien gleichermaßen »Recht« und »Unrecht« haben bzw. dies prinzipiell unentscheidbar ist,
  außer auf einer ersten gesetzten Annahme bzw. Entscheidung.

zweitens einen quasi sicheren Boden auf unsicherem Fundament zu bereiten, ohne den offenen Geist zu opfern, geleistet
vermittels eines in schwebe gehaltenen Fundaments in Form
einer Verweisungsinstanz (Evidenz) einer verantwortenden
Entscheidungsinstanz (»Mich-betreffend«), welche zugleich
Orientierung und vermeintlich sicheren Boden in Entscheidungsfragen liefert, ohne der Illusion erneut anheim zu
fallen, man könne Absolutaussagen treffen bzw. wahr und
falsch absolut entscheiden.

Zweitens.

Mit dem Erreichen der beiden gesteckten Ziele, könnte
das Buch abgeschlossen werden. Da hiermit jedoch erst die
grundlegenden Voraussetzungen geliefert sind, die Erklären-
Verstehen-Kontroverse und die Ganzheitlichkeitsdebatte in
Psychomotorik und Motologie zu befrieden, soll zuerst noch
ein Modell zur formalen Grundlage einer Befriedung der
Ganzheitlichkeitskontroverse vorgeschlagen werden. Auf

Was noch nicht geleistet ist.

diesem aufbauend kann zu einem späteren Zeitpunkt schließlich auch die Erklären-Verstehen-Kontroverse behandelt werden.

Zum nach-folgenden Modell. Bei dem nachfolgend entwickelten Modell handelt es sich weniger um einen erkenntnistheoretischen Entwurf, als vielmehr um einen durch die vorher gelegten Grundlagen legitimierten ontologisch vermittelten Entwurf, eben weil es sich allgemein bei obigen erkenntnistheoretischen Bestimmungen in gewisser Weise auch um eine ontologische handelt (Stichwort: »Mich-betreffend«) und zweitens, da die psychomotorische Ganzheitlichkeitsdebatte und Erklären-Verstehen-Kontroverse zuerst ontologisch sind. Allerdings sollte dies nicht dazu verleiten, anzunehmen, hier würde der Versuch unternommen, eine neuerliche ontologische Bestimmung des Menschen zu leisten oder gar eine neue Ontologie zu entwerfen. Es handelt sich vielmehr um eine Formbildung oder wenn man so will um die Konstruktion eines Werkzeugs, vermittels dessen schon bestehende Theorien *Werkzeug zur Zusam-menschau.* jongliert werden können. Und das eben, weil jede Theorie für sich allein genommen – von der Alltagstheorie bis zur Erkenntnistheorie – den obigen »Erkenntnissen« nach, nur Teilaspekte eines »Sachverhalts«, einer »Tatsache« usw. zu beleuchten vermag. Sonach scheint auch keine (erkenntnis)-theoretische Positionen den Menschen und die vom Menschen erlebte Welt in einem ausreichend befriedigenden Maße vollständig zu erklären oder zu verstehen helfen, eben weil es in der Natur der Sache zu liegen scheint, dass beim Betrachten eines Erkenntnis-Gegenstandes eine Negation des »Nicht-Betrachteten« stattfinden muss. Da hierdurch schlechthin die Gesamtheit »Nicht-anders-zu-denkendem« reduziert wird, wäre jede (Erkenntnis)-Theorie oder Ontologie für sich genommen unvollständig. Zwar kann dann noch immer nicht unabhängig von ersten Annahmen und

Entscheidungen entschieden werden, dass eine Zusammenschau aller Theorien eine »ganze Wahrheit« von »Sein« (als
Existenz und Essenz) abbilden würde, aber da alle Theorien prinzipiell evident sind, kann angenommen werden,
dass (quantitativ) mehr erklärt oder verstanden werden
kann, wenn zusammengeschaut bzw. mit Theorien jongliert
wird[18].

---

18 Hier nun könnte u.a. mit dem »Grounding-Paradox« (siehe Link, 2009)
  entgegnet werden, dass Ontologie offenbar nicht beliebig mit Entitäten,
  wie Tatsachen angereichert werden könne. »Die Grenzen des logischen
  Raumes sind also zu respektieren; die Logik gibt einen strengen Rahmen
  für das ontologisch Mögliche vor« (ebd., 7). Hierauf sei entgegnet, dass
  die Logik nur mit dem arbeiten kann, was ihr zuvor über den Verstand
  offenbart und durch Sprache und mathematische Symbole formalisiert
  wurde. Sie kann also genauso wenig oder genauso viel Wahres über
  beobachterunabhängige Tatsachen (das was der Fall ist) oder über »Welt
  da draußen« aussagen, wie alle andere Theorie (siehe oben 2.1 ff.). Man
  könnte auch sagen, dass Logik auf Ontischem aufbauend erst über On-
  tisches als Ontologisches entscheidet. Kann denn dann noch behauptet
  werden, dass mathematische Logik »wahrere« Aussagen über Tatsachen
  treffe als Alltagslogik? Nein, zumal es auch – wie oben gezeigt – keinen
  plausiblen, unabhängigen Grund gibt, sich an Konventionen wie diese
  zu halten. Dies zeigt sich auch deutlich in Ernsts (2007, 132 ff.) Entwurf
  einer Zweivariantentheorie von Wissen:

  a)   Person S weiß, dass p, wenn es (1) der Fall ist, dass p, wenn
        (2) S davon überzeugt ist, dass p, und wenn (3) S dazu in der
        Lage ist, relevanten Zweifel auszuräumen (perspektivische
        Variante von Wissen).

  b) S weiß, dass p, wenn es (1) der Fall ist, dass p und wenn (2) er
        sich der Tatsache bewusst ist (überzeugt ist), dass p (objektive
        Variante des Wissens).

  Die Voraussetzungen um festzustellen, dass Wissen tatsächlich vorliegt
  ist nämlich auch hier die Akzeptanz, dass sowohl S als auch a wirklich
  sind. Ist dies akzeptiert, so kann sich mit dem Halten an die Bedingungen
  a) und b) darauf geeinigt werden, dass S weiß, dass p. Letztlich stellt auch
  dies also auf eine intersubjektive Wahrheit ab, da »Wissen eine Sache der
  Perspektive« ist (ebd., 138ff.).

Die Entscheidungen welche Theorien zusammengeschaut, oder welche aufgrund von Evidenz wann angewandt werden usw., werden von einem verantwortenden »Mich-betreffend« gefällt. Das Jonglieren oder Zusammenschauen von Theorien setzt voraus, dass Theorien, Aussagen und Argumente in der Schwebe gehalten, also in ihrer Potentialität belassen werden und zwar indem – bildlich gesprochen – sich ein »Mich-betreffend« eines epistemischen Karussells bedient. Das zu entfaltende Modell bzw. Werkzeug ist also ein dimensionalepistemologisches Karussell ohne selbst (ontologische) Theorie zu sein. Es handelt sich also um die Form, welche erst durch ein »Mich-betreffend« mit Inhalt gefüllt wird. Und an dieser Stelle kommt Frankls Idee einer Dimensionalontologie (1985/2005) ins Spiel.

2.4.1   Frankls Dimensionalontologie

Frankl (1985/2005 & 1979/2001) suchte über das Einführen eines dimensionalontologischen Modells dem Reduktionismus in der Betrachtungsweise des Menschen – gerade in der Psychiatrie – etwas entgegenzustellen. Hierbei jedoch richtete sich der Vorwurf des Reduktionismus nicht allein an die Adresse klassischer Feindbilder ganzheitlicher bzw. phänomenologischer, hermeneutischer Denkweisen, wie Atomismus, empirischen Reduktionismus (oder auch Biologismus), Subjektivismus etc., sondern gegen jegliche Form reduktionistischen Denkens, also auch gegen vermeintlich ganzheitliche – z.B. einzelne existentialistische Positionen (Frankl, 1979/2001, 79) – Perspektiven, welche Einzelheitliches ausschlossen.

Frankl nahm an, dass der Gesamtheit menschlichen Seins nur vermittels Zusammenschau aller Perspektiven gerecht

142

zu werden sei, eben unter Einbezug sowohl des Körperlich-Physischen (im weitesten Sinne repräsentiert durch Biologie), des Psychisch-Seelischen (im weitesten Sinne repräsentiert durch Psychologie) und des Sinnhaft-Geistigen (umschrieben als Noologie). *Grundidee der Dimensionalontologie Frankls.*

Erst unter der Zusammenschau, bzw. erst unter Betrachtung aller drei Perspektiven (oder eben Ebenen bzw. Dimensionen), könne der Mensch in seiner Mannigfaltigkeit erfasst, erklärt und verstanden werden. »Kurz aber, der Mensch ist eine ›Unitas multiplex‹ (...) der aber wird weder ein Pluralismus noch ein Monismus gerecht« (Frankl, 1979/2001, 23).

Sonach ist der Mensch eben keine monistische Entität aber auch keine pluralistisch additive Einheit. Frankl (1985/2005) beschreibt den Menschen eher als ein Ganzes, was eben mehr sei, als die bloße Summe seiner Teile.

In Anlehnung an seine Kunstdefinition (»Einheit in der Mannigfaltigkeit«) sei der Mensch als »Einheit trotz der Mannigfaltigkeit« (ebd., 52) zu verstehen. Dies meint, dass der Mensch trotz seiner ontologischen Differenzen eine anthropologische Einheit der unterschiedlichen Seinsarten darstelle (ebd.).

Paradoxerweise bemüht Frankl zur Veranschaulichung seiner dimensionalontologischen Definition menschlichen Seins dennoch eine geometrische Analogie. Allerdings sei dies in keiner Weise weder reduktionistisch, nihilistisch oder monistisch aufzufassen, sondern soll obige Aussage eines totalen Verständnisses von Menschsein verständlich machen. *Geometrische Analogie.*

Vermittels dieser Analogie formuliert er (1979/2001, 24f. & 1985/2005, 53ff.) seine zwei dimensionalontologischen Gesetze[19]:

---

19 Zu §1 & §2: Wann immer von niedrigeren bzw. höheren Dimensionen die Rede ist, sei keine Rangordnung präjudiziert und auch kein Werturteil

§1 »Ein und dasselbe Ding, aus seiner Dimension heraus in verschiedene Dimensionen hinein projiziert, die niedriger sind, als seine eigene, bildet sich auf eine Art und Weise ab, dass die Abbildungen einander widersprechen.

§2 Verschiedene Dinge, aus ihrer Dimension heraus in ein und dieselbe Dimension hinein projiziert, die niedriger ist, als ihre eigene, bilden sie auf eine Art und Weise ab, daß die Abbildungen mehrdeutig sind«

ERLÄUTERUNG ZU §1. Wird z.b. ein Kegel von zwei Seiten mit Licht bestrahlt und wirft somit auf zwei Seiten einen Schatten, so wird der eine Schatten ein gleichschenkeliges Dreieck bilden und der andere eine runde Fläche. Hinzu kommt, dass es sich bei dem Kegel um ein Gefäß handelt, wobei die Öffnung nicht abgebildet wird. Dieses »Gesetz«, analog angewendet auf den Menschen, besagt nach Frankl (ebd.), dass Perspektiven, die das jeweilig Menschliche darstellen – z.B. Erkenntnisse über neurophysiologische Funktionen bei Aufmerksamkeit, Gedächtnis, Emotionen etc. und psychoanalytische Beschreibungen desselben menschlichen Phänomens – erstens immer nur Ausschnitte des Menschen abbilden und zweitens diese sich durchaus auch widerstreiten können. Eine neurobiologisch inspirierte Darstellung des Menschen kann sich unterscheiden von einer psychoanalytischen und doch bilden sie Menschliches ab.

---

impliziert (ebd., 1979/2001 S. 27). Höhere Dimension meine vielmehr eine umfassendere Dimension, welche niedrigere Dimensionen in sich einschließt.

144

ERLÄUTERUNG ZU §2. Werden laut Frankl (ebd. f.) menschliche Persönlichkeiten oder Gestalten aus der anthropologischen Ebene in eine ontologische projiziert, so führt dies zu Redukationen, welche sich so ähnlich sind, dass diese nicht mehr unterschieden werden können. Zugleich werden sie in ihren Bedeutungen mehrwertig. Ein Beispiel hierzu sei die einseitige Beschreibung dreier großer Phänomene, welche gelegentlich auch isomorph in Erscheinung treten können: Religion, Weltanschauung und Schizophrenie. »Wohin es führt, wenn diese drei Phänomene einseitig und ausschließlich innerhalb der psychiatrischen Ebene betrachtet werden, lässt sich anhand eines Referats illustrieren, das auf dem Kongress der deutschen Gesellschaft für Psychiatrie und Nervenheilkunde in Bad Nauheim (1970) von J. v. Zedtwitz gehalten wurde und in dem es heißt: ›Zwischen Religion, Weltanschauung und Schizophrenie bestehen auffällige Übereinstimmungen in der äußeren Erscheinungsform; wenn man sie in einer Tabelle nebeneinander stellt, findet man, dass sogar die gleichen Bezeichnungen für viele korrespondierende Phänomene gebraucht werden. Diese Übereinstimmung lässt die Vermutung eines gemeinsamen Ursprungs aufkommen, und der wird tatsächlich in der Kastrationsangst gefunden. Zur Abwehr der Kastrationsangst, die als Gottesfurcht oder Gespensterangst auftritt, gebraucht jedermann in Gestalt der Religionsausübung analoge Mechanismen wie der Schizophrene zu dem gleichen Zweck. Auch bei sich materialistisch nennenden Weltanschauungen treten die gleichen Phänomene auf, da auch hier ebenso Kastrationsangst vorhanden ist‹« (Zedtwitz, 1971; zit. nach Frankl, 1979/2001, 28f.).

Erleuterungen zum zweiten Gesetz.

Das erstes Gesetzt beziehe sich laut Frankl (ebd.) auf die *Komplexität des Menschlichen* allgemein, welche bei Reduktion von Komplexität immer auch Komplikationen bei der Interpretation *induktiver* Schlüsse hinnehmen muss, das zweite Gesetz hingegen beziehe sich auf die *Individualität des Menschlichen*, welches bei Komplexitätsreduktion immer auch Interpretationsprobleme beim *deduktiven* Schließen hinnehmen muss. Mithin ist Frankls Bestreben, vermittels dieser beiden dimensionalontologischen »Gesetze« der anthropologischen Einheit des Menschlichen dahingehend gerecht zu werden, als das hierüber eine Überbrückung von Gegensätzen bzw. ontologischen Differenzen, wie diese von Soma und Psyche, gelinge; wobei die Begriffe Induktion und Deduktion ein wenig verwirrend wirken. Eine Überbrückung ontologischer Differenz jedoch sei »einzig und allein in der nächst höheren Dimension, in der Dimension des spezifisch humanen zu finden« (ebd.). Allerdings könne bei einer Überbrückung »nicht die Rede davon sein, das psychophysische Problem (der Ganzheit menschlichen Seins) zu lösen. Es mag aber sehr wohl sein, dass die Dimensionalontologie ein Licht darauf wirft, warum das psychophysische Problem unlösbar ist« (Frankl, 1979/2001, 26).

Erst die
Zusammen-
schau
ermöglicht
die
Erfassung
des Men-
schlichen.

Überbrückung von Gegensätzen bzw. Überbrückung unterschiedlicher Abbilder des Menschlichen, sind nach Frankl immer erst durch eine Zusammenschau zu leisten. Erst die Zusammenschau ermögliche die Erfassung des spezifisch Menschlichen. Es handelt sich mithin quasi um einen qualitativen Sprung (heute würde vielleicht eher emergentes Phänomen gesagt), als Weiterführung einer additiven Einheitsbildung in einer sich nicht additiv ergebenden dritten Dimension – der noethischen.

Unter dieser Einheitsbildung wäre der Mensch dann zwar sowohl (systemisch gewendet) als prinzipiell austauschbares Element eines Beziehungsgeflechtes (Maturana, 2000) zu sehen, oder gar als reines Konstrukt von Sinn-Systemen (Luhmann, 1971a & b), als auch als Reflexwesen (Pawlow, 1911) oder als Sorge spezifisch daseinsmäßigem Seins (Heidegger, 1926). Dennoch meint diese spezifisch noethische Ebene noch ein Anderes. Denn erst die auf die reine Zusammenschau geleistet anthropologische Bestimmung auf einer höheren Ebene, ermögliche das Erfassen (Erkennen, Erleben, Erklären, Verstehen) des Menschen als »Einheit trotz Mannigfaltigkeit«[20]. Doch was ist das spezifisch Menschliche und wie ist es zu verstehen, dass eine Zusammenschau nur anthropologisch zu leisten ist?

Frankl (1985/2005, 50 bis 64) findet das spezifisch Menschliche in einer *anthropologischen* Bestimmung des sinn-verurteilten und sinnstiftenden Menschen und zwar *in seiner* noethischen bzw. noologischen Dimension. Diese Ebene sei geradezu geschaffen, das spezifisch Menschliche abzubilden, meine sie doch den erlebenden, erlebten in seiner Lebenswelt stehenden Menschen selbst – und zwar sowohl in seinen sinnhaften, als auch funktionalen Bezügen. Und erst hier würde der Mensch in seiner spezifisch menschlichen Weise zu sein sichtbar. Hier erst sei der Mensch menschlich.

Wo das spezifisch Menschliche zu finden ist.

---

20 Nach Jahrzehnten der sich immer stärker ausdifferenzierenden Spezialisierungen einzelner Wissenschaften, scheint seine Idee in einem neuerlichen Zeitalter zunehmender Zusammenschau sukzessive verwirklicht zu werden. Und auch wenn dies nicht im klassisch von ihm vermeinten Sinne eine Zusammenschau darstellen mag, schlicht da bei der angehäuften Fülle an Erkenntnissen den Gesamtüberblick zu wahren unmöglich scheint, so bilden sich doch zunehmend zusammenschauende (fachübergreifende, oder fachinklusive) Disziplinen, wie z.B. Kognitionswissenschaften und Neuropsychoanalyse etc. (vgl. Fischer, 1992). Welchen Beitrag ein Viktor Frankl hieran hat, ist schwerlich abzuschätzen.

2.4.1.1 Bestimmung der dritten Dimension: Das Problem des spezifisch Menschlichen

Das Problem. Bei Frankls Bestimmung des spezifisch Menschlichen muss man sich jedoch die Frage erlauben dürfen, ob es sich hierbei nicht in gewisser Weise um eine monistische handelt; sozwar, dass – wenn auch nicht immer explizit benannt – phänomenologisch-existentialistisch argumentiert wird (siehe u.a. Frankl, 1999). Dieser Verdacht verdichtet sich, wenn man:

– erstens beachtet, dass Frankl oft im Rekurs u.a. auf Hegel, Husserl, Jaspers, Heidegger und Merleau-Ponty argumentiert (ebd. & 1985/2005, 51f.; 1979/ 2001, 52f.), und

– zweitens sieht, dass Frankl dieses spezifisch menschliche Wesen als vorerst geistiges beschreibt, welches zwar durchaus essen, und ausscheiden wird, jenes jedoch selbst nicht zur anthropologischen Dimension gehört.

Das Spezifische des Menschlichen findet Frankl in jenen Attributen, welche den Menschen vom Tier zu unterscheiden ermöglichen sollen – eben das Geistige. Handelt es sich also um eine phänomenologisch existentielle Bestimmung?

Zum Problem anthropologischer Zusammenschau

Die dritte Dimension als Problem? Frankl äußert sich zwar nicht explizit zur existentiellen Bestimmung, doch sein Entwurf einer dritten Dimension, die noethische, zeichnet sich nachgerade darin aus, mit dem spezifisch Menschlichen den erlebenden, den erlebten Menschen zu meinen. Dieser Mensch ist ein mit Verstand und Gewissen bedachtes sinnfindendes, sinnsuchendes, ja zum

Sinn verurteiltes und verpflichtetes Wesen (Frankl, 1999).
Und beim Lesen dieser Worte – wenn auch vielleicht nicht
so gewünscht – erscheint die dritte Dimension sonach als
eine phänomenologisch-existentialistische. Wäre dem so,
dann müsste sich Frankl vorwerfen lassen, dass er *keine*
ontologische Überbrückung leistet, sondern eine Zusammenschau auf theoretischen Vorentscheidungen aufsetzend.
Er müsste sich vorwerfen lassen, dass er *eine* einzelne Dimension des Menschen herausnimmt, um diese über die
Zusammenschau oder Überbrückung ontologischer Differenzen entscheiden zu lassen, im Prinzip also das selbe
Dilemma, wie es bereits oben bei Vetters (2003) Vorschlag
zur Überwindung der Erklären-Verstehen-Kontroverse aufgezeigt wurde (siehe 2.1.3). Denn, da die Zusammenschau
dann eine phänomenologisch-existentialistische wäre, wäre
es eine einseitige Zusammenschau. Eine Form also welche
Frankl gerade zu überwinden suchte.

2.4.1.2 Das Problem der Analogie physikalischer Gesetze als an-
thropologische

Nimmt man die existentialistische Bestimmung Frankls zum *Dritte*
spezifisch Menschlichen ernst, so stellt sich die Frage, wie *Dimension*
eine dimensionalontologische Bestimmung vermittels phy- *und physi-*
sikalischer Gesetze erklärt werden kann. Es scheint fast so, *kalische*
als bediene sich Frankl der Analogie wie ein Beobachter *Gesetze.*
seiner Geräte. Dies scheint auch gar nicht anders zu leisten,
handelt es sich bei dem Beobachter doch um den Menschen
in seiner noologischen Dimension selbst. Die Schwierigkeit
resultiert in gewisser Weise also daraus, dass der Beobachter
versuchen muss, einerseits den Blick über die angestammte
Dimension hinaus in untere zu richten, zugleich kann er
jedoch seine angestammte Dimension nicht verlassen, um

das spezifisch Menschliche zu bestimmen. Er kann seine Dimension quasi nur über Rückgriff auf den Vergleich zu niederen Dimensionen bestimmen, da eine Beschreibung von Menschen aus ihrer ureigensten angestammten Dimension nur über einen konstruierten Superbeobachter (ein in vier Dimensionen seiender) zu realisieren wäre. Allerdings führt Frankl diese Konstruktion nicht vor, bestimmt mithin das spezifisch Menschliche aus dem spezifisch Menschlichen und veranschaulicht bzw. erklärt dies mit Rückgriff auf eine niedere Dimension (der physikalischen). Hierdurch scheint er in gewisser Weise zu reifizieren und sich insofern selbst zu widersprechen.

Zweite
Schwierig-
keit.
Ergänzend hierzu könnte noch argumentiert werden, dass Frankls Analogie noch aus einem weiteren Grund problematisch ist: nämlich im Benutzen des Wortes Gesetz. Problematisch könnte dies sein, da wissenschaftliche Gesetze in der Regel formallogisch bzw. mathematisch »bewiesen« werden müssen, die Analogie im oben verwandten Sinne (als Bilder) jedoch nicht bewiesen werden können, außer man nähme sie wörtlich. Würde die Analogie jedoch formalisiert und könnte bewiesen werden (logisch oder empirisch und selbstverständlich auf Annahmen aufsetzend), so handelte es sich eben um ein logisches, physikalisches oder anderweitiges wissenschaftliches oder philosophisches Gesetz, sicher jedoch nicht um ein anthropologisches.

2.4.2 Die Ganzheitlichkeitsdebatte dimensionalontologisch befriedet

Was übrig
bleibt.
Was bleibt nach dieser harschen Kritik an der Dimensionalontologie Frankls noch übrig, was nützlich wäre für eine dimensionalepistemische Perspektive? Um dies zu klären,

sollte zuerst einmal expliziert werden, dass nicht die Dimensionalontologie als Ganzes und schon gar nicht in ihren Grundlagen zu verwerfen ist. Eine solche Kritik wäre nach allen oben gemachten Aussagen auch nicht statthaft. Die Kritik ist vielmehr auf dem Grund Frankls eigener Kritik an reduktionistischem Denken aufsetzend, es handelt sich also um eine frankl'sche Kritik an reduktionistischen Theorien. Die Dimensionalontologie wird an Frankls eigenen Maßstäben gemessen.

Getroffen wird sein Modell hier heraus, erstens durch die anthropologische Bestimmung des Menschlichen von einem anthropologisch bestimmten Menschen her und zweitens durch die darin enthaltene Annahme, dass der anthropologisch bestimmte sinnhafte Mensch einzig dazu in der Lage sei, aus seiner anthropologischen Ebene heraus eine »emergente« Zusammenschau des Menschen zu leisten. Und erst aus dieser Perspektive ergeben sich die weiter angeführten Schwierigkeiten.

Die Schwierigkeiten sind allerdings leicht dadurch zu umgehen, dass die Idee eines (formalen) »Mich-betreffend« als Entscheidungsinstanz eingeführt wird, welches die Bestimmung des Menschlichen (auch existentialistisch, phänomenologisch) mithin die *inhaltliche* Bestimmung eines »Mich-betreffend« erst noch vorzunehmen hat. Anders formuliert heißt dies, dass ein »Mich-betreffend« vor der Bestimmung seiner selbst sich als Entscheidendes anerkennt ohne zugleich schon eine Erklärung oder Bestimmung mitzuliefern. Als sich faktisch erlebtes »Mich-betreffend« und formal nach ersten Entscheidungen abgeleitetes »Mich-betreffend« bestimmt es erst vermittels – durch erlebte und erkannte Evidenz – getroffener Entscheidungen, was es selbst ist. Und da hierbei nur durch vormals Gesetztes zwischen Richtig und Falsch entschieden werden kann, kann die inhaltliche

Wie die Probleme zu überwinden sind.

Bestimmung sowohl als auch rational, phänomenal, existential, psychodynamisch, biologisch, chemisch, physikalisch usw. ausfallen; sie kann mithin potentiell alles umfassen.

So verstanden kann eine Dimensionalontologie nun auch einen Beitrag zum integrativen und eklektischen Umgang mit Theorie und zur Ganzheitlichkeitsdebatte leisten. Denn wird ein »Mich-betreffend« angenommen und ist zugleich klar, dass alle Theorien auf Annahmen aufbauen, welche nicht letztgültig zu begründen sind, dann hat dieses »Mich-betreffend« – will es nicht in einen Dogmatismus verfallen – auch alle durch Evidenz getroffenen Entscheidungen in der Schwebe zu halten. Die Bestimmung seiner Wesenhaftigkeit kann mithin nur ganzheitlich sein, da alle vermittels Evidenz[21] getroffenen Bestimmungen seiner Wesenhaftigkeit gleichermaßen gültig sind und nur aufgrund bereits getroffener Entscheidungen entschieden werden kann, welche angemessener, wahrscheinlicher etc. sind. Allerdings ist Ganzheitlichkeit im hier verwandten Sinne nicht gleichzusetzen mit Vollständigkeit. Denn Ganzheitlichkeit im hier verwandten Sinne meint eine unabgeschlossene, offene Ganzheitlichkeit, welche aktuell das einschließt, was durch Evidenz angenommen ist, sich zugleich potentiell für Neues offen hält. Sie umfasst zudem sowohl einzelheitliches Ganzes als auch phänomenales Einssein.

Eine so verstandene Dimensionalontologie umfasst alles aktuell und potentiell Bekannte über Essenz und Existenz des Menschen und leistet so ihren Beitrag zur Ganzheitlichkeitsdebatte. Ja eine so verstandene Dimensionalontologie macht eine Ganzheitlichkeitsdebatte obsolet, eben weil über ein »Entweder-Oder« nur unter Bezug auf Entscheidun-

Was Dimensionalontologie leisten kann.

Wie Ganzheitlichkeit zu verstehen ist.

---

21 Dies schließt auch Forschungsmethoden ein, da sie – seien sie rational im weitesten Sinne oder empirisch im weitesten Sinne – zum Erzeugen erlebter oder erkannter Evidenz verwandt werden.

gen, getroffen vermittels erlebter und erkannter Evidenz, gestritten werden kann, nach obigen Ausführungen jedoch prinzipiell ein »Sowohl-als-Auch«, bzw. »Weder-Noch« gilt. Eine so verstandene Dimensionalontologie kann eigentlich nicht als eigenständige Ontologie bezeichnet werden. Sie bildet also keine eigene ontologische Theorie im eigentlichen Sinne. Vielmehr stellt sie einen formalen Unterbau bereit, unter welchem ontische und ontologische Bestimmungen zusammengenommen werden können.

Da die so verstandene Dimensionalontologie also schon sehr deutliche Züge einer erkenntnistheoretischen Perspektive hat – geht es doch auch um den erkenntnistheoretischen Rahmen ontologischer Ideen – sind wir auch beim zweiten Nutzen der Dimensionalontologie. Denn über die reine ontologische Funktion hinaus, steckt in einer so verstandenen Dimensionalontologie auch das Potential eines dimensionalepistemischen Karussells. Beschränkt man diese Dimensionalontologie in ihrem Potential nicht auf die Ontologie, sondern dehnt ihre Prinzipien auf alle Erkenntnisgegenstände aus, so liefert sie uns somit die Grundlage für ein formales Modell (erkenntnis)-theoretischer Hantierung des »Sowohl-als-Auch«. Dieses soll nachfolgend ein wenig genauer beschrieben werden. *Ein weiterer Nutzen.*

2.4.3 Hantierungshilfe des »Sowohl-als-Auch« über ein formal dimensionalepistemologisches Karussell

Die Feststellung, dass keine wahren oder falschen Aussagen über Theorien gemacht werden können, außer auf bereits getroffenen Entscheidungen aufbauend, wird von einem »Mich-betreffend« festgestellt, welches selbst formal erst auf ersten Annahmen setzend abgeleitet werden kann, wobei *Integration.*

es zugleich evident erscheint, dass dieses selbst diese Ableitung vornimmt – diesem also voraus ist – was allerdings wiederum eine Entscheidung bzw. Annahme ist, was wiederum eine Annahme ist usw. Zugleich kann dieses nachträglich formal abgeleitete aber evident bereits vorher seiende »Mich-betreffend« Integration in zweiter, dritter usw. Ableitung schaffen – begrenzt durch formal »Nicht-anders-zu-denkendes« – bzw. Integration in erster Transzendenz feststellen (Zweifel). Integration ist sonach sowohl durch erste Entscheidungen wie die gerade wiederholten möglich. Darüber hinaus *ist* es bereits Integration, weil diese von einem erkannt bzw. erlebt evidenten »Mich-betreffend« festgestellt, bzw. geleistet wird, welches durch sich erlebt evident erst erkannt evident abgeleitet wird, um sich dann auch formal erlebt evident anzunehmen usw. um dann z.B. festzustellen (aufgrund von Evidenz zu entscheiden), dass sowohl erlebte als auch erkannte Evidenz ineinander überführbar sind und es selbst betreffen. Damit wäre einem »Mich-betreffend« Urheberschaft für jegliches Annehmen, Feststellen, Entscheiden usw. zu unterstellen, da alles zurückweist auf dieses »Mich-betreffend« (was jedoch wiederum nur Annahme ist usw.).

Zusammengefasst kann also gesagt werden, dass:

Wie, warum, durch was Integration.

1. Theorien gleichermaßen gültig sind, bzw. nicht entschieden werden kann, welche Theorien wahr oder falsch, wahrscheinlicher bzw. unwahrscheinlicher sind usw. außer auf schon gesetzten Annahmen.

2. Integration in erster, zweiter, dritter usw. Transzendenz möglich ist, da alles formal auf das Zweifeln zurückgeführt werden kann.

154

3. Integration durch die Annahme eines vorausliegenden und abgeleiteten »Mich-betreffend« bereits geleistet ist.

4. dies auch geleistet ist dadurch, dass jegliche Entscheidungen, Annahmen usw. genauso wie Evidenzen zurückweisen auf dieses »Mich-betreffend« (Urheberschaft).

5. diese »Mich-betreffend« Entscheidungen, Integration usw. vornimmt.

6. es sich jedoch genauso gut entscheiden kann, all dies nicht anzuerkennen usw.

Das formale »Mich-betreffend« als Entscheidungsinstanz nimmt also erst eine *inhaltliche* Bestimmung eines »Erkenntnisgegenstandes« vor. Anders formuliert heißt dies, dass ein »Mich-betreffend« vor der Bestimmung seiner selbst oder irgend eines anderen Erkenntnisgegenstandes bereits da ist, bzw. sich als Entscheidendes anerkennt ohne zugleich schon eine Erklärung oder Bestimmung mitzuliefern. Als sich faktisch erlebtes »Mich-betreffend« und formal nach ersten Entscheidungen abgeleitetes verantwortendes »Mich-betreffend« bestimmt dieses erst – und zwar durch erlebte und erkannte Evidenz getroffener Entscheidungen – was und wie der Erkenntnisgegenstand ist. Das verantwortete »Mich-betreffend« entscheidet aufgrund von Evidenzen also auch, welche Theorien es nutzen möchte, um einen Erkenntnisgegenstand zu bestimmen. Und auch hierbei hält es die Entscheidungen in der Schwebe, da diese gleichermaßen gültig sind und nur aufgrund bereits bzw. im weiteren Verlauf getroffener Entscheidungen zwischen richtig und falsch, angemessen und unangemessen, wahrscheinlicher und unwahrscheinlicher etc. entschieden werden kann. Das

«Mich-betreffend« bestimmt »Mich-betreffend«.

gleiche gilt natürlich auch für zur *Anwendung* kommende Theorien, wobei ein »Mich-betreffend« auch hier aufgrund von Evidenzen entscheidet, welche Theorien genutzt werden und welche in der Schwebe zu halten sind, ihre Potentialität behalten alle Theorien jedoch bei.

Analogie des Karussells. Um nun auf das Bild eines epistemologischen Karussells zurückzukommen: Da nun alle Theorien ausgesprochenes Denken sind und damit jede Theorie zwingend der Ratio folgt, jede Theorie sich sonach auf – eine oder mehrere in erster, zweiter usw. Transzendenz – getroffene Entscheidungen zurückführen lässt, dies zudem durch »Nicht-anders-zu-denkendes« begrenzt ist, bilden diese quasi eine gemeinsame Mitte. Jene Mitte kann man sich auch bildlich als Mitte eines epistemologischen Karussells Vorstellen. Dabei wird die Mitte in der ersten Schicht durch die in erster Transzendenz abgeleiteten Entscheidungen: »Differenz«, »Zweifel«, »Gedanke«, »Etwas ist« usw. gebildet und die zweite Schicht durch die in zweiter Ableitung möglichen Entscheidungen: »In-der-Welt-sein«, »Zwei-Seiten-Form«, »Tatsache« usw. Da die Entscheidungen in erster und zweiter Transzendenz wiederum die Grundlagen von (Erkenntnis)-Theorien wie System-Konstruktivismus, Fundamentalontologie usw. darstellen, bilden diese – um in unserem Bild zu bleiben – die Anknüpfungspunkte für »Theoriearme«. Da alle anderen Theorien auf diese ersten erkenntnistheoretischen Grundlagen zurückgeführt werden können (wie unter 2.2 ff. gezeigt), bilden diese entweder Ausläufer oder weitere Arme unseres epistemologischen Modells, an welchen sich ein »Mich-betreffend« orientieren kann.

Was aber hat dieses »Mich-betreffend« in diesem Zusammenhang konkret zu leisten? Um dies zu beantworten sei nochmals ein wenig weiter ausgeholt.

In der Regel liegt dem Benutzen von Theorien, Erkenntnissen usw. – sei es in der Wissenschaft, Praxis oder auch im Alltag – eine Frage voraus: »Was ist etwas?«, »Wie ist es?«, »Kann es sein, dass ...?«, »Woher kommt dies?«, »Wie kann ich es lösen?« usw. Diese Fragen implizieren in der Regel eine Suche nach Antworten und zwar nicht irgendwelcher Antworten, sondern Antworten, welche für ein »Mich-betreffend« erlebt oder erkannt evident erscheinen. Um solcherart Antworten zu finden, strapaziert dieses »Mich-betreffend« Theorien, seien es nun Alltagstheorien oder auch wissenschaftliche bzw. philosophische Theorien. Es bedient sich also – um auf das Bild des Karussells zurückzukommen – des epistemologischen Karussells, sucht hier evidente Antworten, hält Theorien in der Schwebe, weiß um die eigene Verantwortung bezüglich getroffener Entscheidungen und weiß um das »Sowohl-als-Auch« richtiger bzw. falscher Entscheidungen. Evidenz ist hierbei natürlich sowohl faktisch erlebt als auch erkannt.

Dem Benutzen von Theorie liegt eine Frage voraus.

Im Falle erkannter Evidenzen ergab sich jedoch bei in zweiter und dritter Transzendenz getroffener Entscheidungen das Problem, dass nicht mehr allein über »Nicht-anders-zu-denkendes« argumentiert werden konnte. Darum wurden Hilfskriterien eingeführt, welche zur Entscheidbarkeit einen Beitrag leisten könnten (Mehrwert, Nützlichkeit, Besser-Schlechter, Zugewinn usw.). Allerdings sind auch diese als problematisch betrachtet wurden, da es sich bei diesen Hilfskriterien in der Regel um engagierte handelte. Um also reiner Willkür entgegenzutreten, müssen auch diese Hilfskriterien von einem sich hieran bedienenden »Mich-betreffend« über erkannte und erlebte Evidenz sowohl geprüft als auch, im Wissen um ihren engagierten und relationalen Charakter, in der Schwebe gehalten werden.

Das Problem der Hilfskriterien.

Im Falle erlebter Evidenz gelingt ein »In-der-Schwebe-
halten« dadurch, dass faktisch Erlebtes, sobald es in Denken
und Sprache ist, formaler Analyse zugänglich wird. An
dieser Stelle gilt also dasselbe wie für erkannte Evidenz
auch für erlebte Evidenz. So kann sich dann auch derer
Hilfskriterien bedient werden, z.b. um zu klären, inwieweit
ein Eindruck zu einer Situation diese ›validiert‹ (siehe 3.2).

Was noch folgt

Was kann die hier entfaltete Betrachtungsweise noch zusätzlich leisten? Welche (nützlichen) Konsequenzen ergeben sich
noch aus diesen Betrachtungen?

Fragen nach dem Grund, dem Sinn oder dem Nutzen des
hier Entfalteten, können natürlich genauso wenig absolut
beantwortet werden, wie die Frage nach dem Letztgültigen
selbst. Es wird sich in diesem Zusammenhang also allenfalls
um Antworten handeln können, welche von einem »Mich-
betreffend« – dem Autoren – selbst aufgrund erkannter und
erlebter Evidenzen entschieden und damit auch zu verantworten sind. Konsequenter Weise sind diese Entscheidungen
also nicht endgültig, sondern in der Schwebe zu halten.

Auf den nachfolgenden Seiten werden, auf den oben entfalteten Gedanken aufbauend, noch weitere Antworten auf
einige grundlegende Probleme der Motologie gegeben. Darüber hinaus werden noch weitere Konsequenzen abgeleitet.
Hierbei werden noch Fragen nach dem integrativen bzw.
eklektischen Umgang in Wissenschaft (Gebrauch, Konstruktion und Anwendung von Theorie sowie Bewertung und
Umgangsweise mit Forschungsmethoden) und integrativer,
eklektischer Praxis beantwortet. Weiterhin wird die Erklären-
Verstehen-Kontroverse in ein neues Licht gestellt, neu bewertet und befriedet. Zuletzt wird noch besprochen, wie

im Zusammenhang mit all dem bisher Gesagten und später noch Geschilderten, der Nutzen von (wissenschaftlicher) Theorie zu sehen ist.

Dem Leser kommt hierbei die Aufgabe zu, den Grundlagen folgend, selbst vermittels Evidenzen zu prüfen, inwieweit er zu ähnlichen oder gleichen Schlüssen gelangen kann.

Teil II

WEITERE ABLEITUNGEN

KONSEQUENZEN FÜR PSYCHOMOTORIK UND MOTOLOGIE

3

> »Max Plank bemerkte beim Rückblick auf seine wissen-
> schaftliche Laufbahn voll Bedauern: ›Eine neue wissen-
> schaftliche Wahrheit pflegt sich nicht in der Weise durch-
> zusetzen, dass ihre Gegner überzeugt werden und sich
> als belehrbar erklären, sondern vielmehr dadurch, dass die
> Gegner allmählich aussterben und dass die heranwachsen-
> de Generation von vornherein mit der Wahrheit vertraut
> gemacht ist.‹«

— Thomas Kuhn (1976, 162) —

> »Um es genauer zu sagen: wir müssen vielleicht die –
> ausdrückliche oder unausdrückliche – Vorstellung aufge-
> ben, dass der Wechsel der Paradigmata die Wissenschaftler
> und die von ihnen Lernenden näher und näher an die
> Wahrheit heranführt.«

— Thomas Kuhn (1976, 182) —

Am Anfang dieser Untersuchung wurde geschildert, dass die eigentliche Motivation zu den vorangehenden »philosophischen« Gedanken ein, in gewisser Hinsicht paralleler konzeptioneller Monismus in Psychomotorik bzw. Motologie ist, also die konzeptionelle und theoretische Unvereinbarkeit unterschiedlicher Ansätze des Faches. Das Problem selbst ergab sich jedoch nicht aus der praxeologischen Ansatzvielfalt

Das Problem mit dem Wunsch nach dem »Sowohl-als-Auch«.

163

an sich, zumal es in unmittelbarer nachbarwissenschaftlicher Umgebung (Pädagogik, Psychotherapie) nicht anders aussieht – man könne doch verschiedene Sichtweisen stehen lassen, auch wenn ein »Entweder-Oder« gilt. Das Problem ergab sich vielmehr aus der praktischen und praxeologischen Zerrissenheit beim Wunsch nach dem »Sowohl-als-Auch« in der Anwendung, z.b. in Fragen des angemessenen Zugangs zum Klienten oder in Fragen des angemessenen Zugangs zum Forschungsgegenstand (z.b. Wirksamkeitsnachweise). Hier verbietet sich einfacher Eklektizismus bzw. einfache Integration, eben weil Praxeologien auf Theorien aufsetzen, welche mehr oder weniger ausgearbeitete Welt- und Menschenbilder implizieren, die jedoch widersprüchlich bzw. inkompatibel scheinen.

Zwei Gründe für das Problem. Inkompatibel scheinen sie aus zweierlei Grund: erstens wegen vermeintlich formaler Unvereinbarkeit grundlagentheoretischer Annahmen – z.B. bei der Frage, ob ein Mensch gehirnlich leibt, also Leib-Subjekt ist, oder körperlich hirnt, also Gehirn ist (Mattner, 1989), zweitens wegen ihrer idealistischen Implikationen; z.b. bezüglich der gerade gestellten Frage, ob denn eine vermeintlich biologistische Betrachtungsweise den Menschen nicht verdingliche, ihn also in seiner anthropologischen »Bestimmung« als ganzheitliches, intentionales Wesen verfehle und dies darum nicht zulässig sei. Diese Diskussion erhebt mithin die Frage nach der besseren, oder richtigeren Position. Und ist diese Frage erst beantwortet, entscheidet sich auch die Frage nach dem rechten Zugang zum Menschlichen, also die Frage, ob der Mensch nun erklärend oder verstehend zu deuten sei.

Das Dilemma mit der Entscheidung. All diese Fragen implizieren jedoch die Annahme einer (gesicherten, unabhängigen, objektiven, ewigen etc.) Wahrheit, und damit prinzipiell eindeutige Entscheidbarkeit zwischen vermeintlich inkommisurablen Betrachtungsweisen. Und genau hier entsteht das »Dilemma« des motologischen Forschers und psychomotorischen Praktikers. Hier nun muss er zwischen konkurrierenden Positionen entscheiden, muss er sich auf einen Zugang zur ›Beforschung‹ und ›Behandlung‹ des Menschen festlegen[1].

Wenn nun aber alle Perspektiven ein Recht auf Gültigkeit beanspruchen, drängt sich die Frage auf, ob und wie über Gültigkeit denn überhaupt zu entscheiden ist? Hier also schien der Ansatz zu finden zu sein, die Zerrissenheit endlich aufzulösen. Denn entweder findet sich die wahre Grundlage, das wahre Kriterium, an welchem orientiert eine endgültige Entscheidung zu Gunsten oder Ungunsten einer konkurrierenden Perspektive gefällt werden könne, oder aber es stellt sich heraus, dass eine grundlegende Ent-

Die Frage nach der prinzipiellen Entscheidbarkeit des rechten Zugangs.

---

1 Diese Darstellung mag vielleicht ein wenig dramatisiert daherkommen, scheint doch das Hauptanliegen solcher Autoren wie Stehn & Eggert (1987), Mattner (1985 & 1987), Seewald (1992a) oder in jüngerer Zeit (Hilbers, 2000) eher darin zu bestehen, auf einseitige Betrachtungsweisen und blinde Flecken aufmerksam zu machen und damit an den ganzheitlichen nicht-reduktionistischen Grundgedanken der Psychomotorik bzw. Motologie zu appellieren. Um dies jedoch leisten zu können, werden oft Gegengewichte eingeführt (so z.B. leib-phänomenologische als Gegengewicht zu vermeintlich empiristischen Körpertheorien, oder auch systemisch-konstruktivistische zu vermeintlich final-kausalen und anders reduktionistischen), und paradigmatisch radikalisiert (standardisierte oder erklärende Diagnostik sei bei einem ganzheitlichen Verständnis des Menschen unzulässig).
Zugespitzt resultiert da heraus natürlich eine monistische Entscheidungspflicht zu Gunsten der einen oder der anderen Perspektive (arbeite man wirklich in verstehender Verwicklung, z.B. im tonischen Dialog, so wäre es vermeintlich unmöglich, sich statusdiagnostisch zu betätigen; oder will man den Menschen in seiner Ganzheit erfassen, verbiete sich nomothetisches Vorgehen). Mögen die Hinweise der oben genannten Autoren also noch so gut gemeint sein, die von ihnen aufgezeigten Probleme lassen sich eben gerade nicht durch die von ihnen vorgebrachten Vorschläge lösen. Vielmehr werden sie nur zu einer Entscheidungspflicht hin verschoben.

scheidung auf unbezweifelbarem Grund nicht zu fällen ist.
Wäre diese eigentliche Grundfrage geklärt, so ließen sich
hiermit – quasi im Schlepptau – ebenso die motologische
bzw. psychomotorische »Ganzheitlichkeitsdebatte« und die
»Erklären-Verstehen-Kontroverse« klären, ja zuletzt die Zerrissenheit des Motologen und Psychomotorikers auflösen.

Das letztgültige Entscheiden als letztgültig nicht entscheidbare Entscheidung.

Und wie auf den vorausliegenden Seiten gezeigt, ist die
Frage prinzipiell nur auf ersten gesetzten Annahmen zu
entscheiden. Es ist also gezeigt, dass alle Theorien auf nicht
weiter zu begründenden (letzten) Annahmen aufbauen; es
mithin nichts zu beweisen oder zu widerlegen gibt, außer
auf einer ersten gesetzten Annahme bzw. nach einer ersten
getroffenen Entscheidung. Darüber hinaus hat sich gezeigt,
dass sich alle Theorien auf eine – allen gemeinsame – erste
Voraussetzung zurückführen lassen; sich mithin alle Theori-
en auf dieser ersten Voraussetzung integrieren lassen und
damit alle Theorien gleichermaßen ›Recht‹ und ›Unrecht‹ haben bzw. dieses Urteil über ›Recht‹ und ›Unrecht‹/›Richtig‹
und ›Falsch‹ prinzipiell unentscheidbar ist, außer auf einer
ersten gesetzten Annahme bzw. Entscheidung.

Das Werteprob-lem der Praxis.

Damit würde sich die Frage nach dem rechten Zugang im
Prinzip erübrigen, da prinzipiell alle Zugänge gleichermaßen gültig wären. Es wäre also legitim in der Psychomotorik
eklektisch bzw. integrativ zu denken, zu forschen und zu
praktizieren. Allerdings bestünde, wie gezeigt, das Problem
einer grundsätzlichen Beliebigkeit, welche für das Fach der
Motologie oder Psychomotorik auf den ersten Blick unkom-
pliziert scheint. Doch in einen größeren Zusammenhang
gestellt, erwiese sich dies als problematisch, führte es doch
zu einem Werteproblem – so wäre es dann z.B. prinzipiell legitim zu diskriminieren. Der Grund scheint, dass bei
Gleichgültigkeit aller Entscheidungen in gewisser Weise eine
»legitimierende« Entscheidungsgrundlage z.B. gegen solcher

Art »Wertemissbrauch« und damit Orientierung fehlte. Dies träfe dann natürlich auch im kleineren oder auch größeren Rahmen auf die Psychomotorik zu. Um ein Beispiel zu strapazieren: Ob nun die Familie mit einbezogen wird oder nicht, ob nun dem Kind Übungen aufgezwungen werden, oder sich auf das Kind verwickelnd eingelassen wird, ist prinzipiell »*gleich*gültig«.

Gleiches gelte natürlich für die psychomotorische Forschung und Theoriebildung. Denn es gäbe keine Kriterien – außer dogmatisch festgelegte oder eben engagierte – welche dabei behilflich sein könnten, Entscheidungen zu Gunsten oder Ungunsten von ... zu treffen. Es täte sich also ein neues Problem auf.

Das Werteproblem der Wissenschaft.

So konnte zwar gezeigt werden, dass alle Diskussion um Ganzheitlichkeit, Erklären oder Verstehen, Wahrheit oder Falschheit grundsätzliche engagierte Debatten sind, also eine im Versuch auf wahre Prämissen rekurrierende unentscheidbare Glaubensdiskussion darstellen. Darüber hinaus konnten auch die Grundlagen geschaffen werden, prinzipiell eklektisch bzw. integrativ arbeiten zu können. Was jedoch fehlte, war eine Orientierungshilfe in Form von Entscheidungsinstanz und Verweisungsinstanz.

Gefunden wurde diese in einem »Mich-betreffend«, welches aufgrund erlebter und erkannter Evidenzen Entscheidungen zu treffen vermag und diese zugleich auch zu verantworten habe. Damit also konnte ein Eklektizismus bzw. ein theoretisch integratives Vorgehen grundgelegt werden, welches einerseits nicht mehr willkürlich ist aber andererseits dennoch nur Entscheidung darstellt, also nicht letztgültig zu legitimieren wäre, mithin grundsätzlich in der Schwebe zu halten ist. Hiermit lässt sich zwar ebensowenig weder ein grundsätzlicher Dogmatismus bzw. Idealismus noch eine grundsätzliche Gleichgültigkeit, Beliebigkeit, also Nihilis-

«Mich-betreffend« und Evidenz als Entscheidungs- und Verweisungsinstanz.

mus verhindern (stellen diese doch auch Entscheidungsmöglichkeiten dar), sie lassen sich jedoch – wenn absolut geführt – von einem solcherart aufgeklärten »Mich-betreffend« demaskieren.

Zusammen-
genommen.

Zusammengenommen kann also gesagt werden, dass sich sowohl eine Ganzheitlichkeitsdebatte als auch eine Erklären-Verstehen-Kontroverse erübrigt, da weder über Richtigkeit noch Wahrheit befunden werden kann. Der Gleich-Gültigkeit aller Theorien und Methoden wird über ein verantwortendes, selbstkritisches, vermittels Evidenz Entscheidungen treffendes und diese in der Schwebe haltendes »Mich-betreffend« begegnet, welches alle Theorien und Methoden eklektisch jonglierend handhabt[2].

Was noch
offen ist.

Ist aber damit schon alles gesagt? Was sind denn die präzisierten Konsequenzen der hier erarbeiteten Grundlagen für die Motologie bzw. Psychomotorik? Denn es mag zwar sein, dass eine Ganzheitlichkeitsdebatte und Erklären-Verstehen-Kontroverse bereits aus der formalen »Nicht-Entscheidbar-

---

2 Hier soll zur letzten Fußnote ergänzt werden: Diese Situation ergibt sich eben aus einem absoluten Anspruch. Und nur gegen einen solchen soll Einspruch erhoben werden; eben weil dieser nach obigen Analysen nur rein dogmatisch sein kann. Mit den Ausführungen sollte also nicht gesagt werden, es gäbe nicht auch Evidenzen, welche die Entscheidungen für eine Methode etc. zu Gunsten einer anderen nahelegen – also nahelegen »mono-methodisch«, »mono-theoretisch« oder »mono-konzeptionell« rein zu arbeiten, nur der Absolutanspruch einer vermeintlich sicheren Wahrheit wird nicht mehr vertreten. Damit spricht aber nichts gegen ein nomothetisches Arbeiten, solang es in der Schwebe gehalten wird. Wenn es mithin als erhärtet evident erscheint, sich als »Mich-betreffend« für eine rein verwickelnde Praxis, Diagnostik und Forschung zu entscheiden (was, wie bereits oben erwähnt, in der Praxis, also im Einzelfall, in der Regel der Fall sein wird), bedeutet dies nicht gleichsam den Ausschluss von Anderem. Denn, es kann genauso auch evident sein, z.B. rein funktional vorzugehen. Solche Paradoxien sind – wie oben gezeigt – nur durch entschiedene Konventionen auszuschließen, also ausschließlich auf Annahmen und Evidenzen aufbauend dogmatisch untersagt.

keit« neutralisiert würde. Bleibt aber nach Einführung des Evidenzbegriffs als Verweisungsinstanz nicht doch die Frage offen, was dann Ganzheitlichkeit ist und wie Verstehen und Erklären zusammengehen? Stellt sich darüber hinaus nicht noch die Frage, welche Konsequenzen ein auf den obigen Grundlagen aufbauender und konsequent durchgehaltener Eklektizismus für Forschung, Theoriebildung und Praxis bereithält? Diese Fragen sollen auf den kommenden Seiten beantwortet werden.

3.1 GANZHEITLICHKEITSDEBATTE UND ERKLÄREN-VER- STEHEN-KONTROVERSE NEU BETRACHTET

Formal ist mit den Ausführungen im zweiten Kapitel dieser Untersuchung, das »Sowohl-als-Auch-Prinzip« für die Motologie bzw. Psychomotorik wissenschaftstheoretisch fruchtbar gemacht. Formal mag sich unter diesem Blickwinkel auch die Frage nach dem rechten methodischen Zugang zum Forschungsgegenstand der Motologie erübrigen.

»Mich-betreffend« und Evidenz als Boden inhaltlicher »Befriedung«.

Ob ein Motologe bzw. Psychomotoriker sich also verstehender oder erklärender Methodik bedient, ob er sich in Praxis, Forschung und Theorie verstehend oder erklärend auf den Menschen einlässt, oder ob er sich quasi entscheidet, sowohl das eine, als auch das andere zuzulassen oder auch abzulehnen, bleibt prinzipiell beliebig. Einzig auf Basis des oben entfalteten Evidenzbegriffs, im Zusammenhang eines verantwortenden »Mich-betreffend«, wird ein »Sowohl-als-Auch« in seiner formal durchaus legitimen willkürlichen Beliebigkeit eingegrenzt.

Allerdings müssen diesbezüglich natürliche »Einschränkungen« akzeptiert werden. Denn Evidenz einerseits, genauso wie ein sich entscheidendes verantwortliches »Mich-betreffend« andererseits, sind ebenso nur entschiedene Herleitungen, welche eben nicht absolut zu setzten sind. Es kann schlicht immer auch anders gedacht werden.

Und genau aus diesem Grunde kann die Frage, was dann Ganzheitlichkeit sei oder wie Verstehen und Erklären zusammengehen, nicht letztgültig beantwortet werden? Dennoch bieten beide Entwürfe – Evidenz und »Mich-betreffend« – neben dem formalen »Sowohl-als-Auch« und der hieraus legitimierten Integration, auch den Boden inhaltlicher »Befriedung«.

Befrie-
dungs-
versuche.
Bezüglich der Ganzheitlichkeitsdebatte wurde dies an anderer Stelle bereits geleistet (2.4.2) und muss hier nicht nochmals wiederholt werden. Es steht aber noch aus, die »Erklären-Verstehen-Kontroverse« in den Blick der im letzten Kapitel entfalteten Gedanken zu nehmen. Hierbei jedoch kommt man kaum umhin, immer wieder auch auf die Ganzheitlichkeitsdebatte zurückzukommen – gerade bezüglich psychomotorischer Diskurskultur.

Grund ist der enge inhaltliche Zusammenhang zwischen eben diesen beiden »Kontroversen« bzw. »Debatten« (siehe 2.1 und Seewald, 2001, 149). Im folgenden Abschnitt soll also eine inhaltliche Befriedung der Erklären-Verstehen-Kontroverse im Rahmen motologischer bzw. psychomotorischer Diskurse nachgereicht werden (zur Beschreibung der Kontroverse selbst, siehe Kapitel 2.1).

3.1.1 *Inhaltliche Befriedung der Erklären-Verstehen-Kontroverse in der Motologie bzw. Psychomotorik*

Wie bereits ausgeführt, gibt es mehrere Versuche einer Befriedung der Erklären-Verstehen-Kontroverse. Jene sollen an dieser Stelle allerdings nicht nochmals wiederholt werden. Statt dessen wird eine formal inhaltliche Befriedung und zwar über den Evidenzbegriff und ein verantwortendes »Mich-betreffend« vorgestellt.

Da es nach den obigen Aussagen formal nicht mehr um die Frage des richtigen Zugangs zum Erkenntnisgegenstand gehen kann, eben weil es sich hierbei um eine Entscheidung handelt, wird der Blick zur inhaltlichen Befriedung abgestellt auf die Entscheidungsinstanz und auf die Frage nach dem *Wie* der Entscheidung. Es wäre auch anders zu formulieren: Da mit der obigen Analyse der richtige Zugang am Erkenntnisgegenstand (allein) nicht festzumachen ist, sollte die Frage, ob erklärend oder verstehend vorzugehen ist, am Erkenntnisinteressierten und seiner Beziehung (Verweisungsinstanz) zum Erkenntnisobjekt beantwortet werden. Formal ist also das entscheidende »Mich-betreffend« in den Blick zu nehmen.

Die Frage nach dem »Wie« der Entscheidung.

1) Das »Mich-betreffend« trifft vermittels erkannter und erlebter Evidenz Entscheidungen, wobei diese Entscheidungen, obigen Analysen folgend, in der Schwebe gehalten werden müssen. Entscheidungen sind also partiell oder temporär; nicht jedoch absolut gesetzt. Und dies trifft dann auch auf – durch Evidenz getroffene – Entscheidungen bezüglich Verstehen oder Erklären zu. Ein »Mich-betreffend« kann sich mithin nur partiell oder temporär entweder für oder gegen bzw. sowohl für als auch gegen Erklären oder Verstehen entscheiden. Das Nicht-Entschiedene bleibt in der Schwebe. Insofern kann es – zumindest nach den bisherigen Analysen – kein absolutes »Entweder-Oder« von Erklären oder Verstehen geben.

2) Darüber hinaus zeigt sich der Zusammenhang von Verstehen und Erklären mit Evidenz noch viel basaler.

Denn ob ein rationaler, ein zwischenmenschlicher, ein naturwissenschaftlicher Sachverhalt betrachtet wird, immer wird eine Entscheidung eines »Mich-betreffend« vermittels erlebter oder erkannter Evidenz – wenn nicht willkürlich getroffen – vorausgehen. Unter dieser Perspektive wird methodisches Verstehen bzw. Erklären durch erlebte und erkannte Evidenz von einem »Mich-betreffend« erst produziert. Dies soll ein wenig ausgeführt werden.

Oben wurde formuliert, dass die Differenzierung in verstehendes und erklärendes Vorgehen auf der Frage nach dem angemessenen Zugang zum Menschen aufsetzt. Da über die Angemessenheit des Zugangs, der zu nutzenden Methode und des zu bestimmenden Ziels jedoch nur auf ersten gesetzten Annahmen entschieden werden kann, blieb der Blick auf das »Mich-betreffend« in seiner Beziehung zum Erkenntnisgegenstand übrig (also das »Mich-betreffend« zum »Mich-betreffend«). Das »Mich-betreffend« entscheidet also und dies vermittels erlebter und erkannter Evidenz.

Das »Mich-betreffend« im Blick zum »Mich-betreffend«.

Um aber zwischen Erklären und Verstehen entscheiden zu können, sollten sowohl die Methoden, als auch der Erkenntnisgegenstand, der Mensch (das »Mich-betreffend«), bestimmt sein. Es muss also dem »Noch-nicht-Bestimmten« voraus bestimmt werden, was bzw. wie das zu Bestimmende ist. Und da die Bestimmung aus zweifacher Hinsicht geschehen wird – erstens, da sich die Frage ob verstehend oder erklärend vorzugehen wäre, nach oben angeführter Meinung verstehender Theoretiker, an der Bestimmung des Menschen festzumachen sei und zweitens, da das »Mich-betreffend« auch nach obiger Analyse in seiner Beziehung zu sich selbst, in den Blick zu nehmen sei – steht die Bestimmung des »Mich-betreffend«, der Bestimmung der Methoden und damit auch der Bestimmung, welche Methode wann anzuwenden sei, voran.

Da sich bei der Bestimmung des Menschen (des »Mich-betreffend«) jedoch zeigte, dass diese Bestimmung nur gleich-gültig ganzheitlich geschehen kann – wobei das »Mich-betreffend« anerkannt angenommen erlebt und erkannt formal bereits der Bestimmung voraus sein muss – bestimmt das »Mich-betreffend« das »Mich-betreffend« »sowohl-als-auch« physisch, chemisch, theologisch, phänomenal, psychodynamisch etc. und zwar aufgrund der eigenen erkannten und erlebten Evidenzen. Darüber hinaus hält es diese Entscheidungen in der Schwebe, da diese Entscheidungen absolut zu treffen, nicht möglich ist. Damit jedoch kann die Frage, ob verstehend oder erklärend vorzugehen sei, auch hier heraus nicht »Entweder-Oder« beantwortet werden. Die Bestimmung von Verstehen oder Erklären bzw. des Unterschieds wird erst aufgrund erlebter und erkannter Evidenzen nach der ontologischen Bestimmung des »Mich-betreffend« entschieden und kann mithin nicht endgültig sein; man kann auch sagen, es setzt auf Teilbestimmung auf. Und da die vorgehende Bestimmung des »Mich-betreffend« dem Prinzip der Ganzheitlichkeit nach »Sowohl-als-Auch« bestimmt wurde, gilt dies ebenso – zumindest solang an einer Trennung von Erklären und Verstehen festgehalten wird – für Erklären und Verstehen. Nur dieses »Sowohl-als-Auch«, oder aber eine auf den Grundlagen der oben entfalteten integrativen Gedanken aufbauende, vollständige integrative Neubestimmung, wäre dem Prinzip von Ganzheitlichkeit nach akzeptabel.

Mit diesen Äußerungen soll nicht behauptet werden, es gäbe keinen Unterschied zwischen Erklären und Verstehen – es lassen sich bestimmt welche entscheiden, die zusammen-

Bestim-mung des »Mich-betreffend«.

Was nicht behauptet werden soll.

genommen als hinreichend gelten könnten (wenn auch nicht endgültig)[3].

---

3 Allerdings scheinen die Differenzierungsversuche immer ein wenig problematisch. Vier Beispiele sollen dies veranschaulichen:

1. Ein häufig vorgebrachtes und oben auch angegebenes Unterscheidungsmerkmal zwischen Erklären und Verstehen lautet, dass sich methodisches Verstehen im Gegensatz zum Erklären auf Sinn und Bedeutung richte (siehe u.a. Warnach, 1971). Dies als alleiniges Unterscheidungskriterium zu nutzen, erscheint mir aus zweierlei Grund problematisch: Erstens entscheidet sich die Frage, ob etwas Sinn macht, oder Bedeutung hat, genauso auch wie die Frage, ob etwas der Fall ist oder nicht, über sowohl erlebte als auch erkannte Evidenzen eines »Mich-betreffend«, welche ineinander überführbar sind und je nach den selben Prinzipien erhärtet werden (siehe 3.2.2). Und zweites kann der Sinn bzw. die Bedeutung von Etwas auch vermittels Fragebögen erfragt, ja sogar vermittels impliziter Maße interpretiert werden. Verstehendes Vorgehen bediente sich sonach erklärender Methoden.

2. Wird aber behauptet, der Unterschied zwischen Erklären und Verstehen bestehe in der Beteiligung des Erkenntnisinteressierten (z.B. verstehend beteiligt, erklärend nicht beteiligt usw.), dann ist die Differenzierung ebenso wenig aufrecht zu erhalten; erstens da ein »Mich-betreffend« die Entscheidungen trifft, egal welcher Medien es sich bedient, also immer beteiligt ist und zweitens, da auch als verstehend geltende Methoden, wie z.B. die hermeneutische Textanalyse, nicht selbstverständlich sowas wie Einfühlung, empathischen Mitgang oder Anhängen implizieren.

3. Wird der Unterschied zwischen Erklären und Verstehen hingegen am Wahrheitswert festgemacht (Interpretationsbehauptung vs. Tatsachenbehauptung) so kann der Unterschied ebensowenig aufrechterhalten werden, da dies erstens eben nur entschieden ist und damit dogmatisch wäre, doch selbst wenn es einen Zugang zur Wahrheit gäbe, so beanspruchten auch einige poststrukturalistische oder hermeneutische Methoden Wahrheit mit ihren Methoden zu entdecken (siehe Warnach, 1971).

4. Ist der Unterschied an Beobachtbarkeit festzumachen? Wäre dem so, könnte natürlich behauptet werden, dass z.B. latenten Strukturen jene Eindeutigkeit fehlt und so eher verstehend zu erkennen wären, währenddessen die »Feststellung« eines vorbeifliegenden Flugzeugs erklärend sei. Da nun aber von Voraussetzungen freie –

Was jedoch mit den Ausführungen gezeigt werden soll ist, *Was gezeigt werden soll.* dass die Konstruktion von Verstehen und Erklären auf einer ontologischen Bestimmung – vermittels Evidenzen entschieden – aufsetzt, und zwar ebenso wieder durch erkannte und erlebte Evidenzen. Und da eben diese ebenfalls wieder Entscheidungen sind, sind auch diese von einem integrativ oder eklektisch ontologisch bestimmten »Mich-betreffend« in der Schwebe zu halten. Dann erst wird entschieden, dass das Anthropologische – das Lebendige, der Sinn usw. – verstehend, das substantiell »Physikalische« hingegen erklärend zu erkennen sei. Es wäre prinzipiell jedoch auch anders zu entscheiden. Nach dem oben entworfenen Ganzheitlichkeitsverständnis sind Erklären und Verstehen – sodenn sie als unterschieden akzeptiert sind – gleichwertig; und das eine braucht das andere.

---

z.B. von Dogmen, Regeln, Annahmen usw. – Eindeutigkeit grundsätzlich nicht zu erreichen ist, erübrigt sich auch dieser Versuch.

Da davon auszugehen ist, dass sich noch eine Vielzahl mehr solcher Beispiele finden lassen, wäre es vielleicht sinnvoller, auf Dichotomisierungsversuche zwischen verstehenden und erklärenden Theorien bzw. Methoden ganz zu verzichten.

3.2 KONSEQUENZEN FÜR DIE PSYCHOMOTORISCHE PRAXIS UND WISSENSCHAFT

»Ohne erleichternde Bezugnahme auf eine von mir unabhängige Realität – oder allgemein auf ein sicheres Wissen (eingefügt durch J.R.) – fällt alles, was ich denke, fühle und tue, unweigerlich auf mich selbst zurück. An dieser Erkenntnis angelangt, gibt es nichts und niemand mehr, kein An-Sich, welches mir die Übernahme von Verantwortung für meine Aktivitäten abnimmt. So sehr dies anfangs für einige von uns befreiend und erleichternd war, so sehr war es offenbar für andere derart belastend und verwirrend, dass sie den Rückzug auf Bekanntes und Doktrinäres vorzogen.«

— Kurt Ludwig (2010, 25) —

Nachdem nun geklärt wurde, wie Ganzheitlichkeit, Erklären und Verstehen unter den im dritten Kapitel entfalteten Grundlagen zu verstehen sind, sollen in den folgenden Abschnitten noch die Konsequenzen einer im obigen Sinne entfalteten Grundlage integrativen bzw. eklektischen Vorgehens für Wissenschaft und Praxis entfaltet werden.

3.2.1 Eklektizismus und Integration in Konzeptentwicklung und Theoriebildung

Betrieb motologischer Wissenschaft.

Eigentlich kann für das motologische bzw. psychomotorische Fach nicht von Theoriebildung im eigentlichen Sinne gesprochen werden. Vielmehr bedienen sich psychomotorische Forscher wie Motologen, schon bestehender Theorien um z.B. Konzepte zu entwickeln, Themen, wie die Ganzheitlichkeit, zu diskutieren, oder sich neue Tätigkeitsfelder

176

zu eröffnen. Es werden also fachfremde Konstrukte für das eigene Fach fruchtbar gemacht, indem sie entweder modifiziert (z.b. bei Schilling, 1986), weiterentwickelt (z.b. bei Seewald, 1992; Balgo, 1998) oder schlicht auf den motologischen Fragenkomplex angewandt (z.b. Jessel, 2008; Fischer, 1996; Haas, 1999; Krus, 2004) werden. Nichtsdestotrotz können die ersten beiden Formen als Theoriebildung bezeichnet werden. Bei der Anwendung von Theorien auf den motologischen Fragekomplex handelt es sich dagegen eher um eine theoretisch vermittelte (konzeptionelle) Erschließung und Grundlegung. Was aber ziehen die bisherigen Ausführungen an Konsequenzen für solcher Art motologischer bzw. psychomotorischer Konzeptentwicklung und Theoriebildung nach sich?

Einfach formuliert legitimieren die bisherigen Ausführungen, integrativ bzw. eklektisch vorzugehen. Es stünde nun also nicht mehr im wissenschaftstheoretischen Widerspruch, systemisch-konstruktivistisch und leibphänomenologisch zugleich zu denken um auf spezifisch motologische Fragestellungen wie Konzeptentwicklung, Themenfindung und -diskussion oder Tätigkeitsfelderschließung Antworten zu finden; oder um es an Peter Fürstenaus (2001) »Psychoanalytisch verstehen, Systemisch denken, Suggestiv intervenieren« anzulehnen, ist es statt dessen theoretisch grundgelegt, systemisch-konstruktivistisch zu denken, leibphänomenologisch zu verstehen und »sowohl-als-auch« zu handeln. Wie jedoch, welche Theorien, theoretischen Positionen verbunden werden, wie, wann und wozu welche Positionen angewandt und modifiziert werden, entscheidet jenes jonglierende »Mich-betreffend« aufgrund erlebter und erkannter Evidenzen und zwar ohne gleichsam *schon* in der Rechtfertigungspflicht zu sein. Und nach dem oben entworfenen Ganzheitlichkeitsbegriff erscheint das motologische »Mich-

Integrativem Vorgehen steht nichts mehr im Wege.

177

betreffend« dabei in der Pflicht, zumindest alle theoretischen Zugänge zum Menschen als potentiell weitere in der Schwebe zu halten, also eben nicht monistisch zu diskutieren.

Beispiel. Ein gutes Beispiel eines solcherart verstandenen Eklektizismus ist Holger Jessels (2008) Entwurf einer psychomotorischen Intervention aggressiver Jugendlicher. Er folgt eben keinem einheitstheoretischen Reinheitsgebot, sondern entwickelt seine Konzeption aus einer systemisch-konstruktivistischen Haltung heraus, ergänzt diese, psychomotorischen Grundprinzipien nach, jedoch um »verstehende« (z.b. leibphänomenologische) und »erklärende« (z.b. kognitionspsychologische, biopsychologische) Positionen. Aus einer im obigen Sinne abgeleiteten Grundlage erscheint diese Art der Konzeptentwicklung konsistent.

3.2.2 Eklektizismus und Integration in Forschungsmethoden

Qualitatives Forschen versus quantitatives Forschen. In der psychomotorischen Diskurslandschaft werden seit Mitte der 90er Jahre (Eggert, 1997 & 2001) vermehrt qualitative Methoden gefordert, da eine Quantifizierung dem psychomotorischen Verständnis von Ganzheit und Individualität nicht gerecht würde. Dies betrifft natürlich im Besonderen die diagnostische Praxis, da es hier eben nicht um normierte Aussagen gehen könne, sondern um den Menschen in seiner Einmaligkeit (Reichenbach, 2006). Auf Letzteres soll später nochmals Bezug genommen werden. Hier interessiert der sowohl der Forschung als auch diagnostischen Praxis zugrunde gelegte Gedanke, dass sowas wie Ganzheitlichkeit nomothetische Forschung und Diagnostik quasi ausschließe. Mit dieser Idee jedoch wird das gleiche Problem berührt, was bereits unter Frankls Dimensionalontologie diskutiert wurde, nämlich, dass unter einer theoretischen Perspektive das Ganze zu fassen sei, während es unter anderen nicht zu fassen wäre. Ist dies aber nicht genauso – wenn auch eine gut gemeinte – reduktionistische Verblendung? Hierauf ist zumindest dann mit »Ja« zu antworten, wenn die Methodenfrage radikal bzw. absolut nach dem »Entweder-oder-Prinzip« entschieden wird. Dann handelte es sich um eine Form reduktionistischen Monismus, da es gefordert wäre, eine Methode zu Gunsten einer anderen zu verwerfen. Für die Psychomotorik hieße dies, quantitative Forschung und Diagnostik durch qualitative abzulösen.

Nach den obigen Analysen jedoch wäre eine solche »Entweder-oder-Entscheidung« dogmatischen Ursprungs. Ein nach obigen Prinzipien durchgehaltener Eklektizismus bzw. eine integrative Perspektive erlaubt jedoch sowohl als auch qualitativ und quantitativ zu forschen, und wird so erst dem oben entfalteten Begriff der Ganzheitlichkeit gerecht. Beispiele für solcherart Denken finden sich bereits in der »Phänomenologie der Wahrnehmung« von Maurice Merleau-Ponty (1966), oder auch in »Leib und Symbol« von Jürgen Seewald (1992). In beiden Fällen werden zur Unterstützung eigener phänomenologischer Denklinien empirische Ergebnisse herangezogen; das Stichwort hierzu ist, in Wolfgang Jantzens Worten (2000, 1): »Verstehen braucht Erklärungswissen«. Allerdings kann es mit den obigen Aussagen eben nicht mehr um das Finden »wahrer« Werte, Aussagen oder allgemeiner Erkenntnisse gehen. Es geht nun vielmehr um die Frage, ob Ereignisse erlebt bzw. erkannt evident sind. Und diese Frage kann dann eben sowohl empirisch als auch strukturanalytisch, systemisch, phänomenologisch, hermeneutisch, psychoanalytisch usw. beantwortet werden.

«Sowohl-als-Auch».

179

Wissenschaftliche Erkenntnisse sollen auch dazu dienen, Vorhersagen zu ermöglichen (Kriz, Lück & Heidbrink, 1990). Aus diesem Grunde erscheint es sinnvoll, Aussagen in mehrfacher Weise zu überprüfen, um diese quasi zu »erhärten«. Hierbei spielt es vorläufig auch keine Rolle, ob es sich um qualitative oder quantitative Methoden handelt, welche zur Erkenntnisgewinnung und Vorhersage eingesetzt werden. Wichtig ist nur, dass die Erlebnisse und Erkenntnisse zu wiederholten Evidenzen führen, sich also überhaupt in irgend einer Weise erhärten lassen.

Um Evidenzen zu erhärten, bieten sich drei klassische Varianten an[4]:

1. Durch Ereignisse, welche von einem »Mich-betreffend« wiederholt erlebt werden, verfestigt sich Evidenz und damit auch die Überzeugung, dass ein Ereignis tatsächlich eingetreten ist bzw. sein könnte[5]. Das Gleiche trifft auch auf Erkanntes – z.B. mathematische Lösungen oder Beweise – zu: durch das wiederholte Erkennen von Sachverhalten verfestigt sich Evidenz (auch und gerade, wenn es an einem »Nicht-anders-zu-denkenden« festzumachen wäre).

2. Neben dieser Form der Erhärtung – durch Wiederholung – kann Evidenz auch durch »Rücksprache« mit

---

4 Genau betrachtet, könnte angenommen werden, es handelt sich bei Erhärtungen um Validierungsmaßnahmen.

5 Es muss hier nicht nochmals betont werden, dass es nicht um die Frage geht ob *p* tatsächlich ist. *S* hält seine Entscheidung mithin in der Schwebe. Denn *p* könnte genauso gut trotz stetiger Wiederholung auch nicht sein. *S* »weiß« quasi um die Unmöglichkeit der Entscheidung der Frage auf dem Grunde einer unwiderlegbaren bewiesenen ersten Voraussetzung (Prämisse). Man könnte auch sagen, dieses Mich-betreffend »weiß« darum, dass nur auf Annahmen aufsetzend entschieden werden kann ob *p*. Siehe nochmals das zweite Kapitel.

anderen »Mich-betreffend« gefestigt werden. Um Evidenz zu festigen, müssen sich diese »Mich-betreffend« nur einigen – wie bereits weiter oben angesprochen (2.3.2 Fußnote 17). Es handelt sich also quasi um eine Erhärtung durch Konsensualisierung erlebter bzw. erkannter Evidenz (»Hast du *auch* das Flugzeug gesehen?« ... »Ja«; »Wenn Sie von diesem Ereignis erzählen, so stimmt mich dies sehr traurig, ja ganz so, als könnte ich Ihre Trauer spüren. Ist da etwas dran?« ... »Ja«) und je nach Ereignis auch um die stillschweigende Erhärtung der vorausgegangenen – durch erlebte bzw. erkannte Evidenz getroffene – Entscheidungen (Die Voraussetzungen, um die oben gestellten zwei Fragen stellen zu können, sie auch beantworten zu können, ja die Antworten verstehen zu können, setzt voraus, dass die »Mich-betreffend« auf bereits durch konsensualisierte Evidenzen getroffene Entscheidungen als Voraussetzungen aufbauen. Allerdings soll dies hier nicht weiter ausgeführt werden [zur tieferen Auseinandersetzung empfehle ich Luhmann, 1987 und im verstehenden Kontrast Orange et al., 2001]).

3. Aus letzterem wird eine dritte Form der Erhärtung erlebter oder erkannter Evidenzen sichtbar: nämlich die durch Rückgriff auf Bekanntes (Theorien – auch Alltagstheorien – Erfahrungsberichte, Studien etc.; also vorausgehende auf bereits als erlebt bzw. erkannt evident getroffene Entscheidungen). Erhärtung findet dann durch Rückgriff auf Vorentscheidungen statt (siehe Kriz, 1981).

Erhärtete Evidenz jedoch stellt keine Tatsachenfeststellung im absoluten Sinne dar. Damit dies aber deutlich werden kann und zudem immer wieder transparent wird, dass es sich auch bei »erhärteter« Evidenz um eine Verweisungsinstanz zwischen »Mich-betreffend« und erlebten bzw. erkannten Ereignissen handelt – also gerade nicht um eine absolut sichere, voraussetzungsfreie oder unabhängig wahre Entität – braucht es neben der erlebten Evidenz auch erkannte. Erlebte Evidenz erhärtet sich nämlich für ein einzelnes »Mich-betreffend« bei der Wiederholung (mehrmaliges Erleben) oder auch beim gleichzeitigen (und zusätzlich sich wiederholendem) Erleben unabhängiger »Mich-betreffend« (empirische Evidenz), welche sich darüber austauschen in der Weise, dass es *unreflektiert* so erscheint, als sei p tatsächlich der Fall. Erst unter Hinzunahme erkannter Evidenz – also unter dem konsequenten »Zum-Ende-Denken« – kann deutlich werden, dass es sich bei »p ist der Fall« bzw. »p ist nicht der Fall« um Annahmen handelt, welche eben in der Schwebe zu halten sind, was also erst unter deren Berücksichtigung deutlich wird. Aber dies wurde ja bereits oben ausführlich gezeigt.

An der
Methode
ändert sich
nichts, aber
an der
Haltung
und am
Umgang
mit ...

Ein nach den obigen Analysen legitimiertes integratives oder eklektisches Vorgehen in methodischen Fragen ändert also nichts an den Forschungsmethoden an sich, sondern nur an der Haltung zu ihnen und zu den über Evidenzen ermittelten Erkenntnissen. Es ist also legitimiert, sowohl qualitativ im weitesten Sinne und quantitativ im weitesten Sinne vorzugehen. Und die Entscheidung, wie und wann bzw. bei welcher Fragestellung, bei welchem Fall usw. wie vorzugehen ist, trifft das »Mich-betreffend«, also der psychomotorische Forscher, aufgrund vorangehender durch Evidenzen getroffener Entscheidungen. Es kann nur nicht mehr absolut gesetzt werden, da ein »In-der-Schwebe-halten« gilt, um nicht dogmatisch zu handeln.

3.2.3 Eklektizismus und integratives Vorgehen in der Praxis

Die ursprüngliche Motivation zu dieser Arbeit war die theoretische Unmöglichkeit praktisch integrativen bzw. eklektischen Vorgehens. Dies scheint zwar einige psychomotorische Praktiker nicht davon abzuhalten, Konzepte z.b. am Klienten ausgerichtet wild eklektisch zu gestalten (z.b. Döring & Döring, 2003; Köckenberger, 2008; Hammer, 2001; Langer-Bär, 2006), doch kann angenommen werden, dass dies nur unter vorgehaltener Hand die Regel ist – hat man doch gelernt, dass es vermeintlich nicht geht, ein sensomotorisches Training mit einer verstehenden oder konstruktivistischen Haltung zu verbinden.

Ursprüngliche Motivation der Arbeit.

In der Diskurslandschaft theoretischer Psychomotorik wird in gewisser Weise zwar auch ein eklektisches Vorgehen gefordert, indem z.b. darauf hingedeutet wird, dass sich psychomotorische Praktiker möglichst am gesamten Praxiskatalog bedienen (z.b. Köckenberger, 2008; Seewald, 2000; Hölter, 2005), um dem Menschen gerecht zu werden (quasi als pragmatische Notlösung); allerdings wird hier eher ein praktischer Methodenparallelismus gemeint und kein praktischer Eklektizismus, in welchem quer durch alle psychomotorischen Ansätze gemischt vorgegangen wird.

Was in der wissenschaftlichen Psychomotorik gefordert ist.

Mit den bisherigen Ausführungen jedoch steht einem quer durch alle psychomotorischen Ansätze gehenden praktischen Eklektizismus oder einer reflektierten praktischen und theoretischen Integration theoretisch nichts mehr im Wege. Der Eklektizismus bzw. die Integration wird jedoch von einem verantwortenden »Mich-betreffend« vermittels

Was nach den Ausführungen möglich wird.

erlebt und erkannt evidenter Entscheidungen gerahmt. Die Evidenzen jedoch müssen nicht mehr rein theoretischen Ursprungs sein, sondern können sich auch aus unmittelbar faktischem Erleben mit dem Klienten ergeben. Ja dies scheint zumindest dann, wenn dem psychomotorischen Grundprinzip, den (ganzen) Menschen ins Zentrum der Bemühungen zu stellen, gefolgt wird, selbstverständlich zu sein. Wenn also beispielsweise ein Klient ein Problem hat und der Therapeut eine Idee zur Lösung, so wird die Evidenz der Antwort zumindest über die Veränderung des Problems vom Klienten und vom Therapeuten entschieden. Evidenz ergäbe sich in diesem Fall aus dem vermeintlichen Fortschritt in der psychomotorischen Therapie und zwar erkannt und erlebt für je diese »Mich-betreffend«. Sie (Therapeut und Klient) erkennen oder erleben diesen Fortschritt, erleben oder erkennen auch, dass es für den anderen evident sei usw... Die Evidenz jedoch verweist immer wieder auch auf das jeweilige »Mich-betreffend« selbst zurück, es bleibt also in diesem »Mich« – auch wenn es durchaus konsensualisiert ist. Theorien dienen in diesem Fall nur als Hilfen zum Fortschritt, als Erklärungs- und Verständnishilfen usw.

3.3 WOZU NOCH THEORIE?

> »Theorie ist die Selbstbeobachtung einer Erwartung im Hinblick darauf, ob das, was man erwartet, eintritt oder nicht. Wenn man das so formulieren kann muss jeder Sinn, auch jeder körperliche Sinn mit einem theoretischen Moment ausgestattet sein.«

> — Beacker und Stollmann (2005, 69) —

Nun ist gezeigt, dass ein integratives oder eklektisches Vorgehen in der Psychomotorik nicht nur möglich ist, sondern theoretisch begründet. Da sich jedoch keine absoluten Kriterien bestimmen lassen, wird zugleich auch wissenschaftliche Theorie in Frage gestellt. Wozu dann aber noch Theorie? Erschiene es nach allen bisherigen Ausführungen nicht ein wenig widersprüchlich, gute Gründe für Theorie angeben zu wollen?

Nicht, dass dies keinerlei Sinn machen würde, aber es wirkt auf den ersten Blick paradox, da hiermit eben ein vermeintlich erneutes Suchen nach stichhaltigen Argumenten verbunden wäre. Dieses jedoch wäre nach allen bisherigen Ergebnissen nur engagiert zu leisten. Wurde aber nicht gerade eben noch beschrieben, dass es sehr wohl legitim sei, in der Praxis auch ohne wissenschaftliche Theorie zu arbeiten? Ist es, nach aller vorangehender Analyse und deren angeknüpften Ableitungen, also nur eine Frage beliebiger Entscheidung für oder gegen Theorie? Bleibt am Ende also nur die »Evidenz« und ein entscheidendes und diese Entscheidungen selbst zu verantwortendes »Mich-betreffend«, welches sich eigenständig jonglierend, dann also für oder gegen Theorie allgemein entscheiden muss?

Nur eine Frage beliebiger Entscheidung?

In gewisser Weise »Ja«, ist die Antwort. Wie aber ist dann die Frage nach dem Nutzen von Theorie zu beantworten? Hierzu sei folgendes gesagt:

Was nicht behauptet werden kann.

1) Mit der vorliegenden Arbeit kann nicht behauptet werden, dass Theorie unnütz sei. Es könnte höchstens behauptet werden, dass bestimmte Theorien nutzlos oder auch sinnlos wären – zumindest dann, wenn Kriterien für eine Entscheidung diesbezüglich angegeben würden. Allgemein jedoch kann dies nicht behauptet werden, da die vorliegende Arbeit selbst auch eine theoretische ist. Würde in dieser Arbeit aber behauptet,

Theorie sei nutzlos oder sinnlos, so würde sie selbst als unnütz oder sinnlos etikettiert werden. Dies jedoch wäre ein Selbstwiderspruch, ähnlich dem Lügenparadox.

2) Im zweiten Kapitel ist gezeigt worden, dass das Beschreiten eines argumentativen Weges immer schon sprachlich ist und zugleich auf Evidenz angewiesen. Hiermit jedoch gebraucht das »Michbetreffend« bereits Theorie; egal ob es erst Nominaldefinitionen vornimmt oder andere gebraucht (siehe 2.2.1.3 ff.). Es kann also nicht mehr um die Frage des Grundes des Gebrauchs von Theorie an sich gehen, als vielmehr um das »Wie« deren Gebrauchs und das »Welche« (s.a. Baecker & Stollmann, 2005, 68ff.).

3) Der Begriff der Nützlichkeit ist nur formal aus »Nicht-anders-zu-denkendem« abzuleiten (siehe 2.3.1.1). Es ist nach den, im zweiten Kapitel dargelegten Grundlagen also nicht möglich, eine essentialistische Definition zu leisten. Nominal definiert, wird hier unter »Nützlichkeit« verstanden, dass »Etwas« für etwas anderes oder sich selbst in irgend einer Weise gebraucht wird. Etwas ist also solange nützlich, solang es für etwas »gebraucht« werden kann. Dies impliziert Handlungsbezogenheit ohne zugleich eine Wertekategorie zu meinen[6]. Wie unter 1) und 2) sind also auch hier nur die Fragen »Welche« und »Wie« Theorie noch zu entscheiden.

---

6 Hier ist eine sehr deutliche Nähe zum Viabilitätskonzept Glasersfelds und zur Anpassungsidee Maturanas zu sehen.

Bei der Frage nach der Nützlichkeit von Theorie kann es aber – wie gerade und an anderer Stelle schon mehrfach gesehen – ebenso nicht mehr allein um formal- oder erfahrungswissenschaftlich legitimierte Sicherheiten gehen, da die Frage nach dem »Wie« und dem »Welche« nicht allein formal oder erfahrungswissenschaftlich endgültig zu beantworten ist, ohne zugleich auf Hilfsmodi zurückzugreifen (2.3.1.). Doch wie soll sich entschieden werden?

Um was es nur noch gehen kann.

Diese Frage ist nicht leicht zu beantworten. Dies gilt auch oder besonders für die Psychomotorik, da diese sich bis heute, keinen grundlagenwissenschaftlichen Fragestellungen zugewandt hat. Ihr Aufgabengebiet scheint in erster Linie Praxis oder eben Praxeologie. Und hierbei kommt es zwischen psychomotorischen Praktikern und psychomotorischen Wissenschaftlern immer wieder zum Streit bezüglich der Fragen nach dem »Wie« und »Welche« von Theoriebildung und Theorieverwendung; und zwar einmal im Bezug auf die Frage nach der Art von Theorie (wissenschaftliche oder subjektive/naive Theorie) und nach der Weise (systematisch/differentiell oder eklektisch/integrativ gehandhabt/konstruiert).

Zur Verdeutlichung sei ein recht aktueller Diskurs zwischen zwei professionellen Psychomotorikern wiedergegeben. Beide sind ausgebildete psychomotorische Wissenschaftler, der eine arbeitet jedoch in der Praxis, der andere in der Wissenschaft. Ersterer betreibt wissenschaftlich reflektierte Praxis, der andere praktisch reflektierte Wissenschaft. Und auch, wenn es genau hier heraus nicht per se ein Beispiel für das prinzipielle Infragestellen wissenschaftlicher Theorie allgemein oder deren reflektierter Praxis ist, so ist es doch ein Beispiel für einen Diskurs um den Nutzen theoretischer Psychomotorik.

Diskurs um die Frage nach dem »Wie« und »Welche« des Nutzens von Theorie.

Der Auslöser des Diskurses ist ein Artikel von Jürgen Seewald (2009), in welchem er versucht, Kriterien zu bestimmen,
anhand derer zu entscheiden wäre, ab wann psychomotorische Konzepte als »wissenschaftliche« Ansätze zu verstehen
sind und wie diese sich unterscheiden. Unerheblich aber zu
welchen Ergebnissen Seewald in dieser Frage kommen mag,
entzündet sich an eben dieser Frage bereits der Streit.

Michael Passolt (2009) wirft Seewald in einem offenen
Brief vor, dass dieser sich aus seinem wissenschaftlichen
Elfenturm heraus sinnlose Fragen stellt, da eben die Praxis
eine solche »modernistische« Trennung zwischen Ansätzen
längst vermittels wilden Eklektisierens (dies sind allerdings
meine Worte) bzw. durch Integration unterschiedlichster Perspektiven überwunden habe. Das, was in der Praxis längst
schon Gang und Gebe sei, entdecke die psychomotorische
Wissenschaft erst jetzt.

In der Praxis habe man längst jenes prä-moderne und
moderne Denken überwunden. Heute, »in der Postmoderne, verwischen und verschmelzen in der Schnelligkeit von
Ideen, Handlungen, Erfahrungen und zeitlichen Abläufen
viele Ansätze auch so schnell miteinander, dass kaum mehr
auszumachen ist, zu welchem Fachgebiet eigentlich ein bestimmter Ansatz gehören könnte. Das war doch in der Moderne noch anders, denn dort wurden noch ›Wahrheiten‹
verkauft, mit dem Wahrheitsglauben z.B. der -ismus-Wörter
(Kapitalismus, Kommunismus, Totalitarismus, Marxismus
...) verbanden sich geschlossene Kreise mit Linearitäten als
Wahrheiten. Und diese wurden gelehrt. Und wir dadurch
belehrt. Da waren selten alternative Sichtweisen, fehlte es
meist an Offenheit, Mehrperspektivität und transversalem
Denken. Meist ging es um gut und schlecht, richtig und
falsch. Heute ist es anders geworden« (Passolt, 2009, 2).

Man könnte ergänzen, heute glaubt keiner mehr an die Wahrheit einer Wissenschaft und dieses legitimiert uns die wild eklektische Praxis. Folglich sei es für den Praktiker dann auch kein Drama, wenn Pluralität und Mehrperspektivität – für Jürgen Seewald Konturlosigkeit und Unübersichtlichkeit – zunehmen, ja es sei sogar die gewünschte Folge des Postmodernismus. »Sind wir doch froh, die Vorteile der Postmoderne nutzen zu können. Und ein Vorteil der Postmoderne ist u.a., in der Vielfalt Kreativität zu entwickeln. Wenn die Motologie den Sinn darin sucht, etwas ›Gestandenes‹ zu vermitteln, dann ist das eine Möglichkeit. Die andere Möglichkeit könnte aber sein, einerseits den Blick: was ist meine biografische Herangehensweise zu meiner Psychomotorik zu entwickeln, und damit, andererseits, aber auch den Blick auf die Bedeutung von Beziehung zu richten« (ebd., 5f.).

Seewald (2009a) versucht nun seinerseits nochmals deutlich zu machen, dass es eben einen Unterschied darstelle, ob man psychomotorische Praxis oder Wissenschaft betreibe. *Beschwichtigungsversuche.* Letztere sei aber darauf angewiesen, sich an die wissenschaftlichen Diskursregeln zu halten. Und hierzu gehöre es eben auch, sachlich zu systematisieren und zu gliedern. »Die Motologie ist universitär verankert, sie akzeptiert und befolgt die Rahmenbedingungen von Wissenschaft. Dazu zählt es, sich an die wissenschaftlichen Methoden zu halten, Argumentationsregeln zu respektieren, den Wissenskorpus zu gliedern und ihn unterscheidbar und damit auch kritisier- und revidierbar zu machen. Der Beitrag spiegelt den Versuch wider, die Unterscheidbarkeit zu steigern. Ich glaube, dass dadurch ein notwendiges Gegengewicht zur bunten Vielfalt in der Praxis geschaffen wird, die ich für genauso wichtig halte. Wir brauchen beides. Das eine ohne das andere wäre steril bzw. gut gemeint, aber verschwommen« (ebd., 8). Und weiter: »Allerdings sind wir gehalten, die Praxis stärker zu reflektieren als es der Praktiker tut bzw. tun muss – und dazu sind die Ansätze unverzichtbar. Ich halte das für Konsens im Fachdiskurs, zumindest wie er sich in der Wissenschaftlichen Vereinigung widerspiegelt« (ebd.).

Postmoderne Einbahnstraßen? Um aber »sachlich« gliedern, systematisieren und Praxis reflektieren zu können, braucht es Kriterien, welche Unterscheidungen erlauben, welche gerade nicht beliebig sind. Dies jedoch sei durch ein postmodern pluralistisches Denken kaum mehr einzulösen. Hierbei jedoch entstehe ein Widerspruch, denn dieses Denken erkläre das Ende der großen Erzählungen – »bis auf eine, nämlich die eigene (...) Wenn Du Dich an die Annahmen der von Dir favorisierten Theorie hieltest, gäbe es keinen Grund, ihr zu glauben oder ihr den Vorzug gegenüber anderen Weltdeutungen einzuräumen. Dennoch geschieht dies und zwar durch die meisten Anhänger der Postmoderne. Hier scheint mir ein blinder Fleck zu liegen. Wieso wendet man auf die eigene Theorie andere Maßstäbe an als auf die überwunden geglaubten?« (ebd., 8f.)

Ausweg des Diskurses. Ohne im Einzelnen auf diesen Diskurs eingehen zu wollen, wird bezüglich der Frage nach dem »Wie« und »Welche« folgendes deutlich: Während Michael Passolt für eine pluralistische Praxis einzutreten scheint, welche sich am Erfahrungsgegenstand »Klient« zu orientieren habe, zugleich für einen Verzicht auf klassisch verstandenes wissenschaftliches Vorgehen plädiert, tritt Jürgen Seewald für eine systematische, an klaren Regeln und Kriterien orientierte Wissenschaft ein, welche auf dieser Grundlage Praxis reflektiert, mitgestalten hilft und auch neu erschafft.

Der Diskurs entfaltet sich aber an den unterschiedlichen Referenzpunkten, welche von beiden benötigt werden, um überhaupt etwas entscheiden, also sagen oder tun zu können. Während Passolts Referenzpunkte der einzelne Klient

190

(sein Wesen, seine Beziehungen usw.) und die jahrelange praktische Erfahrung zu sein scheinen, scheinen Seewalds Referenzpunkte (erkenntnis)-theoretische Orientierungen und wissenschaftliche Grundprinzipien. Von diesen Punkten aus, in Kombination mit der Haltung zu »postmodernem« Denken, argumentiert Passolt gegen eine – auf wertender Grundlage aufbauende – Praxis systematisierende Wissenschaft, während Seewald diese als Notwendigkeit verteidigt.

Unterschiedliche Referenzpunkte.

Und unabhängig davon, dass Michael Passolt hierbei selbst dogmatisch argumentiert und dies auf Grundlage systematisch wissenschaftlicher Theorien[7], tritt er für eine Gleichberechtigung intuitiver Erkenntnis und wissenschaftlicher Theorie ein. Er übersieht m.E. hierbei, dass die Theorien,

---

7 Ich selbst stehe Michael Passolts erkenntnistheoretischer und praktischer Haltung natürlich sehr nahe, wie aus allen bisherigen Ausführungen auch deutlich zu ersehen ist. Seine Argumentationsweise jedoch scheint eine stark engagierte dogmatische und nachgerade selbstwidersprüchlich, wie Seewald ebenfalls feststellt. Er vertritt eine postmoderne Position mit absoluter »*Gleich*gültigkeit«. Eine solche Position ist – auch nach allem hier bereits Gesagten – aber nur dann durchzuhalten, wenn die damit verbundenen Prinzipien auch auf den eigenen Standpunkt angewandt werden – wie dies in der Regel (anders als Seewald behauptet) auch von den Vätern geleistet wird (z.B. bei Humberto Maturana, Niklas Luhmann, Wolfgang Stegmüller und Thomas Kuhn, um nur einige wenige zu nennen).
Selbst wenn Michael Passolt also »tatsächlich« absolute Beliebigkeit vertreten würde, müsste er nachgerade auch andere Positionen – also auch die von Jürgen Seewald vertretene – zulassen. Er könnte aber so ausschließlich auf einer – von ihm selbst auch so zu etikettierenden – Glaubensgrundlage argumentieren. Diese dürfte aber gerade *nicht* dogmatisch absolut gesetzt werden. Eine solche Argumentation könnte aber in etwa so aussehen: »Jürgen Seewalds Ideen mögen für seine Art zu denken und für seine Art Wissenschaft zu betreiben typisch, sinnvoll und auch nützlich sein. Es zeigen sich m.E./u.E. jedoch für mich/uns deutliche Hinweise (gehärtete Evidenzen), dass in der Praxis sehr gut auch auf Ansätze, Ansatzdifferenzierung usw. verzichtet werden kann; ja, dass ein solches Denken und daraus resultierendes Handeln sogar hinderlich und störend ist, gute Praxis zu ermöglichen, weil ... «.

welche er für seine eigene Praxisgründung und -reflexion (Passolt & Pinter-Theiss, 2003) nutzt – selbst systematisierte »Erkenntnisse« – aufsetzend auf mehr oder weniger gehärteten Evidenzen, sind. Dennoch spricht im Grunde nichts gegen ein solches Denken, solang zumindest, wie es nicht absolut gehandelt wird.

Was noch deutlich wird.

Deutlich wird aus diesem Diskurs weiterhin, dass Michael Passolt für eine Kombination aus subjektiver und wissenschaftlicher Theorie plädiert, wobei letztere in erster Linie dazu zu dienen scheint, ersteres zu unterstützen. Jürgen Seewald hingegen scheint einen entgegengesetzten Weg vorzuschlagen, da er an einen höheren Reflexionsgrad wissenschaftlicher Theorie zu glauben scheint. Letzten Endes jedoch ist dieser Diskurs nicht endgültig beizulegen, es bleibt eine Frage des Glaubens und der Überzeugungen, die Frage nach dem »Wie« (eklektisch, integrativ, pluralistisch usw. vs. separat, parallel oder gar monistisch) und »Welche« (wissenschaftliche oder subjektive Theorie allgemein, und spezielle Theorien im Besonderen) zu beantworten. Nun aber zur eigenen Antwort.

Eine Antwort auf »Wie« und »Welche«.

Da es sich bereits gezeigt hat, dass, unter dem oben entfalteten Ganzheitlichkeitsverständnis, nur ein integratives oder eklektisches Vorgehen, im Sinne des »Sowohl-als-Auch« in Frage kommen kann, stellt sich die Frage nach dem »Wie« nicht mehr – wobei dies, wie geschildert, ein temporäres oder auch partielles monistisches Vorgehen, bei gleichzeitigem »In-der-Schwebe-halten« aller anderen Theorien, nicht ausschließt. Die Frage nach dem »Welche« von Theoriegebrauch ist aber aus wenigstens drei Gründen nach wie vor wichtig zu beantworten:

1) Psychomotorik versteht sich auch als wissenschaftliche Disziplin. Sie muss sich sonach an

den Spielregeln der Wissenschaften orientieren (Praxis theoretisch untermauern, Praxis aus Theorie generieren und evaluieren), und zwar selbst dann noch, wenn sich keine endgültigen Gründe für eine Rechtfertigung dieser Regeln angeben lassen (siehe 2.2.2).

2) Theoretische Integration oder theoriegeleiteter Eklektizismus, macht nur Sinn, wenn gezeigt werden kann, dass wissenschaftliche Theorie praxisrelevant ist, ja sogar praxisbildend, -leitend und -modifizierend wirkt.

3) Ein dritter Grund, an den ersten anschließend, ist die selbstredende Notwendigkeit in grundlagenwissenschaftlicher Praxis und Grundlegung. Beides geschieht in der Regel vermittels Theorie oder vermittels theoretisch gegründeter Methoden (Müller, 2005). Da sich die Motologie bzw. Psychomotorik noch keinen eigenen grundlagenwissenschaftlichen Fragestellungen zugewandt hat, ist dieser Aspekt jedoch noch nicht wirklich von Interesse, wird also nachfolgend nicht weiter ausgeführt.

Allerdings kann diese Frage nach dem »Welche« ebenso wenig eineindeutig beantwortet werden. Da es aber allein aus strategischen Gesichtspunkten bereits Sinn macht, eine Lanze für wissenschaftliche Theorie zu brechen, und da es den Rahmen des Buchens deutlich überdehnen würde, soll an dieser Stelle auf eine Besprechung des Nutzens subjektiver Theorie verzichtet werden. Es wäre allerdings vieles hierzu zu sagen: So ist z.B. anzunehmen, dass diese eine Basis vieler – wenn nicht gar der meisten – bahnbrechender

Entdeckungen ist; oder die Grundlage von Wissenschaft allgemein (vgl. Stegmüller, 1968; Wiltschko & Gendlin, 2007). In erhärteter Form trägt sie seit hunderten von Jahren zum Anwachsen von Erkenntnissen (von den Erfahrungswissenschaften [Kuhn, 1976; Lakatos, 1978] über die Sozialwissenschaften [Kriz, 1981] bis zu den Geisteswissenschaften [Stegmüller, 1968]) bei. Und in dieser kondensierten Form steht sie uns als Erfahrungswissen u.a. in Form von Theorie zur Verfügung. Als solche wissenschaftliche Theorie kann sie uns dienlich sein und dies auch in der psychomotorischen Praxis[8]. Welche Theorien dies im speziellen sein können, kann nach allem bisher Gesagtem nur in einer Weise beantwortet werden: ›jede‹. In welcher Weise aber und wovon dies abhängig ist, kann nicht eindeutig beantwortet werden. Darum macht es Sinn, dies anhand von fünf Beispielen zu veranschaulichen:

Fünf Beispiele.

1. Theorien können subjektive Erfahrungen griffig machen.

2. Theorien können der subjektiven Blickfelderweiterung dienen.

3. Theorien können der Emanzipation vom Meister dienen.

4. Theorien können der Systematisierung, Strukturierung und Übersichtlichkeit dienen.

---

8 Dies jedoch sagt nichts über vermeintlich höhere Sicherheiten wissenschaftlicher gegenüber subjektiver Theorie aus. Denn Evidenz sagt eben nichts über einen vermeintlichen Wahrheitswert. Kondensierte Erkenntnisse oder sich immer wiederholende Erfahrungen bzw. anderweitig erhärtete Evidenz, bleibt eben einzig Evidenz, und damit Annahme bzw. Entscheidung (siehe zweites Kapitel, 3.2.1 und 3.2.2).

5. Theorien können subjektive und intersubjektive Wirklichkeit erschaffen.

Sicherlich könnten auch andere Beispiele strapaziert werden. Diese fünf jedoch erscheinen gerade im Rahmen psychomotorischer Diskussion wesentlich, da sie den Kern der psychomotorischen Fach-Identität betreffen; nämlich die Konzeptentwicklung und Anwendung.

3.3.1 *Theorien können subjektive Erfahrungen griffig machen*

> Frau »Nochmal« besucht eine kinder- und jugendpsychiatrische Praxis, um Hilfe für ihren Sohn zu bekommen. Er zeige Konzentrationsschwächen und sei in letzter Zeit sehr zurückgezogen und depressiv. Im Verlauf der Behandlung fällt dem Therapeuten, der parallel zur Behandlung des Sohnes begleitende Elterngespräche anbietet, auf, dass die Mutter immer wieder allein, also ohne den Kindsvater, auftaucht und darüber hinaus Verletzungen im Gesicht zeigt. Nach weiteren vier Gesprächen mit der Mutter öffnet sie sich schließlich und berichtet, dass die Verletzungen vom Ehemann stammen, dem im alkoholisierten Zustand manchmal die Hand ausrutsche. Das sei aber alles nicht so schlimm, zumal ihr Mann eine schwere Kindheit gehabt habe und zurzeit auch viel Ärger in der Firma und mit seinen Eltern: »Das wird schon alles wieder ...«

Bei dieser kurzen Episode stellt sich rekurrierend auf Alltagstheorien u.a. die Frage, warum um Himmelswillen diese Frau ihren Mann nicht verlässt. Oftmals wird eine solche Geschichte mit Unverständnis und Wert-Urteilen quittiert. Hier jedoch kann Theorie helfen, Verständnis zu entwickeln, indem sie solche und ähnliche Erfahrungen griffig macht.

Sie kann erstens eine Erklärung für Verhalten anbieten und zweitens Hilfestellung beim Intervenieren geben. So könnte das Verhalten der Frau als co-abhängig begriffen und z.B. mit einem psychoanalytisch inspirierten Konzept (Wiederholung als passive Identifikation mit dem Aggressor [Seifert-Karb, 2006] und Familarität) erklärt werden (Freud, 2002). Das Herunterspielen ihres Leids könnte analytisch verstanden werden als Abwehrmechanismus (Bagatellisierung) um die eigene Integrität zu wahren (vgl. König, 2001).

Theorien haben Erklärungsansätze für menschliches Verhalten anzubieten.

Das Verhalten könnte sicherlich auch kognitivistisch, systemisch, konstruktionistisch usw. eingeordnet werden. Wichtig ist jedoch vorerst nur, zu zeigen, dass Theorien Erklärungsansätze für menschliches Verhalten anzubieten haben, welche Erfahrungen griffig werden lassen – unabhängig davon, was über deren Wahrheitsgehalt gedacht werden kann. Darüber hinaus kann Theorie helfen, Verständnis für solche oder ähnliche Situationen zu entfalten und vorerst Urteilsbildung zu vermeiden, indem z.B. eine theoriegeleitete Unterscheidung zwischen Beschreiben, Erklären und Beurteilen eingeführt wird (Simon & König, 2001; Weber, Schmidt & Simon, 2005).

Theorien haben konkrete praktische Hilfen anzubieten.

Zugleich zur Griffigkeit von Erfahrungen können Theorien konkrete praktische Hilfen anbieten. So würde es systemtherapeutisch Sinn machen, einen konkreten Auftrag von der Mutter einzuholen (Schlippe & Schweitzer, 2006). Man würde ihr veränderungs- und konstruktneutral gegenüber treten (Retzer, 2004), würde nicht versuchen, sie davon zu überzeugen, aus der Partnerschaft auszusteigen, sondern mit ihr u.a. gemeinsam danach schauen, was als alternative Verhaltensweisen eingeführt werden könnten, damit das unerwünschte Verhalten ggf. überflüssig würde (Mücke, 2003).

Wie also deutlich werden sollte, dienen Theorien einerseits dazu, gemachte Erfahrungen griffig werden zu lassen. Über diese Griffigkeit vermag man zudem einen Zugang zum Umgang damit finden. Letztlich spielt dabei deren Wahrheitsfähigkeit keine Rolle. Vielmehr scheint es vorrangig pragmatische Gründe – also Konsistenz und Nützlichkeit – zu geben (vgl. Orange, 2004), welche den ganz speziell praktischen Nutzen von Theorie als evident erscheinen lassen. Hierzu gesellt sich ein Gefühl von Vorhersagbarkeit und Kontrollierbarkeit, durch theoretisch vermittelte Erklärens- bzw. Verstehensmodelle und Hinweise. Dies wiederum verschafft soziologisch gedacht konsensuelle Anschlussfähigkeit und ist psychologisch gewendet ein wesentlich gesundheitsfördernder Aspekt (Antonovsky, 1997), der in der Konsequenz zudem selbstwertdienlich ist (Bierhoff & Grau, 1998). Hierbei muss sich jedoch vergegenwärtigt werden, dass Theorien immer nur Ausschnitte von Wirklichkeit anbieten (Frankl, 2005). Dies impliziert gleichsam ein Offenhalten für »Defizite« in der Anwendung. Hierzu bedarf es u.a. der Anbindung an das und den »Auszulegende(n)« (vgl. hierzu auch Seewald, 1992). Theorie sollte also einerseits Komplexität reduzieren helfen und damit verändern, doch andererseits sollte sie für Ergänzungen und Erweiterungen offen machen, oder gar eine komplette Neuorientierung ermöglichen. Dabei liegt es in der Verantwortung des Anwenders einer Theorie, darüber zu entscheiden, wie er sie verwendet – ob als der Weisheit letzter Schluss, oder als Orientierungshilfe.

Theorie sollte einerseits Komplexität reduzieren helfen, andererseits neue Perspektiven öffnen.

3.3.2 Theorien können der subjektiven Blickfelderweiterung dienen

Klarer sehen durch Theorie.

Theorie kann der Blickfelderweiterung dienen. Dies kann sie z.B. indem auf Dinge, Sachverhalte, Ideen usw. aufmerksam gemacht wird, welche zuvor nicht bedacht wurden. So mag man sich mit einem Fall aus der Praxis beschäftigen bei welchem Fragen auftauchen, welche mit einem alltagslogischen Vorverständnis nicht oder nur unzureichend beantwortet werden können. Zufälligerweise wird während des Lesens eines Fachbuchs eine ganz ähnliche Konstellation dargestellt. Hier jedoch wird in eine Richtung gedacht, welche bei der Lösung eines ›Problems‹ ggf. Abhilfen zu schaffen vermag. Auf einmal sieht man klarer. Ein Beispiel soll dies veranschaulichen helfen:

> Familie D. sucht Hilfe bei einem Psychomotoriker. Hierbei geht es um die große Tochter, welche ein untragbar aggressives Verhalten zeige. Der Psychomotoriker soll dieses Probleme nach Wunsch der Eltern möglichst schnell ›weg-therapieren‹. Es stellte sich jedoch heraus, dass das Verhalten der Tochter eine beziehungsgestaltende Funktion zum Vater zu übernehmen scheint. Es wäre also unter Umständen ›wirkungslos‹, das unerwünschte Verhalten zu versuchen aufzulösen, solang alternative Formen der Beziehungsausgestaltung noch nicht genügend kultiviert sind.

Fokuserweiterung durch Theorie?

Um diese doppelte Bedeutung des Verhaltens zu sehen, ist eine theoretische – namentlich eine systemische – Fokuserweiterung sehr nützlich. Diese geht – orientiert an Luhmann (1987) – von Leitunterscheidungen (z.B. schlecht versus gut) aus und versteht Verhalten als bedeutungsschwangeren Funktionsträger zur Beziehungsausgestaltung (vgl. Schumacher, 1997). Mit dieser Orientierung wird das Problem dann gleichsam zur Lösung für ein anderes Problem und solang aufrechterhalten, bis Alternativen etabliert sind.

Ein anderes Beispiel hierzu:

> Familie N. sucht den Psychomotoriker auf, da ihr Sohn sich emotional sehr distanziert und depressiv verhalte; sich zudem nur kurze Zeit konzentrieren könne und sich emotional verkrieche. Nach kurzer Zeit entfachte sich im Gespräch ein massiver Streit der Eltern wegen stetiger anderer familiärer Konflikte, sodass auch hier die Frage gestellt werden könnte, wie hilfreich es wäre, dem Jungen den emotionalen Rückzug und die Konzentrationsschwäche zu nehmen; ist dies doch wohl möglich seine Lösung, den Konflikten durch den Rückzug in ein sichereres Innen zu entkommen.

Ein weiteres Beispiel, wie Theorien der Blickfelderweiterung dienen können, ist die symboltheoretische Ausformulierung Seewalds (1992) des leiblichen Ausdrucks im kindlichen Spiel. Kindliches Spiel mag auf den ersten Blick einzig den Sinn des Spielens haben, wodurch z.B. eine Spiel-Szenerie, in welcher ein Junge mit Schaumstoffschlägern auf den Therapeuten »einschlägt« einfach spielt. Es habe sich dann einfach aus der Situation ergeben. Vielleicht hat er die Schläger irgendwo im Raum liegen sehen und ist ihrem eigenen Aufforderungscharakter gefolgt. Man könnte sich jedoch auch – und gerade, wenn sich die Szenerie über länger Zeiträume wiederholt – fragen, was hinter dem Aufforderungscharakter steht. Warum war es der Schläger und nicht der Ball, oder warum schlägt er auf den Therapeuten ein und nicht auf einen Gegenstand? Diese Fragen werden um so dringlicher zu beantworten sein, wenn Gewaltszenen wie Töten durch Enthauptung oder Ähnliches, in den spielerischen Rahmen eingebunden werden. Hier nun hilft eine symboltheoretische Orientierung wie die Seewalds, als Eingliederungshilfe

Noch ein Beispiel.

Symboltheorie.

in einen bezugstheoretischen und biographischen Rahmen. Das Verhalten vermag vor diesem Horizont Sinn ergeben, da man eine exklusive Übertragungsbeziehung annehmen könnte, in welcher der Junge ein ungeklärtes Verhältnis zum Vater inszeniert. Der Therapeut bietet sich hierbei als eine Art Äquivalent zum Vater an, um über Modifikationen seiner zugeschriebenen Rolle gleichsam eine entwicklungsfördernde Konnotation einzuführen (vgl. auch Hammer, 2002).

Was alle Beispiele zeigen.

Zusammenfassend zeigen alle Beispiele, dass Theorien eine weitende Funktion übernehmen können. Allerdings ist dies, wie auch oben schon erwähnt, nur solang der Fall, solang Theorien nicht zum Dogma erklärt werden. Dies führte zu Festlegung mithin Verengung.

Wodurch Engung noch entsteht.

Engung entsteht jedoch auch, wenn über die Theorie das erlebte Leben vergessen, die Theorie gleichsam zum »wahren« Leben wird. Um dies zu vermeiden – oder wenigstens abzuschwächen – sollten Theorien als Landkarten des Lebens betrachtet werden (Seewald, 1996). Sie bieten dann Orientierung im erlebten Leben, ersetzen es jedoch nicht. Dies auch deswegen nicht, weil sie als Abstraktionen des erlebten Lebens gezwungenermaßen immer unvollständig sind. So wird auch die Schönheit des Waldes erst durch den Besuch deutlich und nicht durch das Anschauen einer Karte oder Bildes. Allerdings bieten Karten die Chance auf den Wald aufmerksam zu werden und sich in diesem zurechtzufinden. Es sollte also letztlich immer ein dialogisches Verhältnis zwischen Theorie und Praxis, zwischen Landkarten und Wirklichkeit, sein. Erst dann scheint Weitung möglich.

3.3.3 Theorien können der Emanzipation vom Meister dienen

Oft werden neue Methoden oder Konzepte durch das Wesen eines Meisters bestimmt. Dies betrifft sowohl Vorgehensweise, Begründungszusammenhänge aber auch die Effektivität seiner Maßnahme. Auf den ersten Blick erscheint dies auch nicht als Problem. Schwierigkeiten ergeben sich jedoch spätestens dann, wenn Konzepte meisterunabhängig durchgeführt werden sollen. Denn neben der Methode an sich, sind Wirkungen von Meisterlehren stark durch das Wesen des Meisters selbst beeinflusst (Seewald, 1991). Um also ähnliche Erfolge zu zeitigen, erschiene es nötig, dem Wesen des Meisters gleich zu werden. Dies jedoch bleibt schon allein deswegen erfolglos, weil das Eigene vom Wesen des Meisters verschieden ist (vgl. auch Schmidt, 1994). Wie nur soll das spezifische Wesen des Meisters gelernt werden, umgibt doch den Meister eine besondere Aura, ja etwas mystisches oder gar spirituelles; es scheint also als unzugänglich, nicht zu kopieren. Und selbst wenn es gelänge, sich dem Meister im Wesen anzugleichen, kann dies nicht als Garant zur Übertragung seiner Fähigkeiten etc. genommen werden. Es bleibt vielmehr eine vage Hoffnung, von mehr oder weniger Erfolg gekrönt.

Das Wesen des Meisters.

Über Theoriebildung kann versucht werden, das Mystische oder Antlitzhafte (Seewald, 1991) eines Meisters zu fassen. Es wäre quasi ein Versuch, die Meisterlehre vom Meister unabhängig werden zu lassen, indem versucht wird, das spezifische ›Wirkmoment‹ des Meisterlichen und seiner Lehre zu greifen, um es gleichsam in einen theoretisch konsistenten Rahmen zu gießen. Es wird also durch Analyse des Meisters einerseits und durch die Analyse der von ihm angewandten Methode andererseits die spezifischen ›Wirkmomente‹ zu destillieren gesucht, um diese in einen

Was Theoriebildung leisten kann.

theoretischen Erklärungszusammenhang einzupassen oder selbigen hier heraus erst zu extrahieren. Daraus können dann u.U. praxiologische Konsequenzen abgeleitet und, diese – ebenfalls in eine Struktur gegeben – lehrbar gemacht werden.

Ein Vergleich. Verglichen werden könnte dieser Prozess mit der Herstellung eines Parfums. Hierbei wird versucht den Duftstoff über Destillation aus einer Blüte zu extrahieren, ja ohne Pflanze verfügbar zu machen. Der Duft steht nun für Jedermann zur Verfügung, kann von Jedermann angezogen werden. Allerdings ergeben sich massive Einschränkungen. Zwar kann ein jeder, der sich des Duftes über Aufbringen auf Kleidung oder Körper bemächtigt, teilhaben an dem Duft, doch zu eigen machen, kann man sich diesen dennoch nicht. Denn spätestens beim Auftragen verändert sich der Duft, er wird durchmischt vom eigenen Geruch.

Meisterlehren können also zwar verschriftlicht, extrahiert, synthetisiert und bis zu einem gewissen Grad einverleibt werden. Doch findet immer eine Ver- oder Durchmischung mit dem eigenen Wesen statt. Das ursprünglich Meisterliche wird so eine Abwandlung. Darum auch macht es zudem Sinn, über die Extraktion des spezifisch Meisterlichen, auch die ›Wirkmomente‹ der Intervention zu entschlüsseln, welche mehr oder minder unabhängig vom Wesen des Meisters sind. Wurden diese entschlüsselt, werden auch sie in theoretische Erklärungszusammenhänge gestellt und damit intersubjektiviert, konsensualisiert, also kontrollierbar bzw. beherrschbar. Die klassische Form der Darstellung hierzu sind Manuale (Asay & Lambert, 2001,). Das reine manual-

Das Problem der Destilla-tion. getreue Durchführen jedoch birgt auch Schwierigkeiten in sich. Arbeitet man nur nach Manual, lässt also das eigene Wesen unberührt, scheinen Interventionen deutlich geringere Effekte zu zeitigen, als intuitiv therapeutisches Vorgehen

202

(ebd.). Rein technisierte Interventionen müssen also – auch wenn nicht vom Wesen des ursprünglichen Meisters – doch vom Wesen des Anwenders getragen werden. Methoden sollten also gleichermaßen dynamisch, offen und beweglich angewandt werden (Anderson & Lunnen, 2001; aber auch Tallmann & Bohart, 2001; Ogles, 2001).

Zusammenfassend kann man also die Vorteile einer Theorieextraktion darin sehen, dass das Meisterliche in seine Extrakte zerlegt wird, um es griffig und lehrbar zu machen. Dies versucht man über drei Wege:

Vor- und Nachteile von Theorieextraktion.

1. die erste praxeologische Ebene: also über die Methode und deren Anwendungsbereich selbst; äußere Haltung (Was tut er bei wem wann? Und welchen Erfolg hat dies?),

2. die zweite praxeologische Ebene: also über die Extraktion des Spezifischen des meisterlichen Wesens; z.B. die innere Haltung (Wie tut er dies bei wem wann?),

3. die theoretische Ebene: also über die Abstraktionen zur Allgemeingültigkeit (Wie sind Klientengruppen, die Situationen beschaffen? Welche Bedingungen gibt es und wie wirken diese zusammen? Wie kann man dies erklären, und wie kann man dies verstehen? Was ist der Leib? Was ist Verstehen? Was ist Lernen und wie lernt man? usw.).

Die Nachteile reiner Theoriebildung sind zusammengefasst:

1. Der Verlust der Lebendigkeit. Diese erneuert sich erst in der Praxis.

2. Diese neue Lebendigkeit unterscheidet sich jedoch gezwungenermaßen von der des ursprünglichen Meisters, da der Anwender sein eigenes Wesen einbringt

und dem Extrakt seine eigene ganz persönliche Note verleiht (Dies hat Vor- und Nachteile, insofern nimmt es eigentlich einen Zwischenbereich ein).

3. Die reine Theorie als abstrahiertes Extrakt bleibt auch immer ein Extrakt des Meisterlichen und seiner Mystik. Das Antlitzhafte des Meisters kann durch die Destillation somit nie vollständig erfasst werden. Um also nochmals das Beispiel mit dem Blütenextrakt zu strapazieren: Die Schönheit der Blüte kann im Extrakt nur erahnt werden, wird aber in seiner Ursprünglichkeit nie sichtbar. Also weder der Duft ist original noch kann die Gesamtheit der Blüte oder Blume erfasst oder abgebildet werde. Es bleibt immer ein Surrogat.

3.3.4 Theorien zur Systematisierung, Strukturierung und Übersichtlichkeit

Aufriss. Sei es nun in Praxis oder in Wissenschaft, oft erscheint das Feld theoretischer oder konzeptioneller Ansätze, Orientierungen, Richtlinien etc. so komplex, dass den Überblick zu wahren, unmöglich anmutet. Man ist dann schon froh, orientierende Einblicke zu haben. Hier nun bieten Theoriebildung und -nutzung Hilfe zur Systematisierung, Strukturierung und damit wiederum Orientierung. Exemplarisch soll auf vier Systematisierungsfelder eingegangen werden. Hierbei handelt es sich um Felder zur Strukturierung, Systematisierung und Übersichtlichkeit:

1. von Erfahrungen und Wissen

2. von Interventionen

3. von Bedingungen und Bedingungsgefügen

4. von Prozessen: z.B. von Entwicklung

3.3.4.1 Theorie zur Strukturierung ... von Erfahrungen und Wissen

In den vierziger Jahren des letzten Jahrhunderts machte Bowlby (1969) die Erfahrung, dass Kinder, welche von ihrer Mutter getrennt in einem Heim aufwuchsen oder anderweitig in ihrer Beziehung zur primären Bezugsperson vernachlässigt oder traumatisiert waren, emotional sehr instabil erschienen, was sich in einer bizarren Verhaltensstruktur zeigte. Im Vergleich hierzu schienen sich Kinder mit einem guten Kontakt zur Bezugsperson, also Kinder, welche als emotional stabil beschrieben werden können, anders zu verhalten. Dies veranlasste Bowlby (siehe Fonagy, 2003) nach Ursachen und Gründen zu suchen. Und da die Psychoanalyse ihm nicht den fruchtbaren Boden für seine Erfahrungen bot, suchte er nach alternativen Erklärungsansätzen und entwickelte schließlich aus der Psychoanalyse heraus ein eigenes Konzept – die Bindungstheorie. Hiermit wurde das Verhalten erklärbarer und schlüssig.

Von der Erfahrung zur Bindungstheorie?

Dies wiederum inspirierte unter anderem Ainsworth (Ainsworth et al., 1978) und veranlasste sie zur Untersuchung von Bindungsmustern. Denn es schienen sich Unterschiede in den Bindungsverhaltens-Mustern zu zeigen, welche sicher von unsicher gebundenen Kindern zu unterscheiden erlaubte. Neben den Unterschieden im Verhalten sicher gebundener Kinder zu unsicher gebundenen konnte das Team um Ainsworth jedoch auch Unterschiede im Verhalten der unsicher gebundenen Kinder feststellen. So ergaben sich nach der Analyse der Daten mehrere Untergruppen unsicher gebundener Kinder.

Später entdeckte man zudem, dass sich auch das Verhalten der Bezugspersonen je nach Bindungsstil zwischen den Gruppen unterschied und innerhalb einer Gruppe recht ähnlich war (Fonagy, 2003). Auch diese Ergebnisse wurden systematisiert und in theoretische Begründungszusammenhänge gestellt. Herausgekommen ist ein hochkomplexes systematisiertes und strukturiertes Theoriegefüge, welches es erlaubt, Verhalten einzuordnen und Gründe und Ursachen hierzu theoretisch konform und praktisch relevant herzuleiten.

Was dann kam.

Heute bauen verschiedene Beratungs- und Therapiekonzepte auf den Ergebnissen der Bindungstheorie und Bindungsforschung auf (u.a. Jungmann & Reichenbach, 2009). Dies zeigt anschaulich, wie gut Theorie der Strukturierung, Systematisierung und Übersichtlichkeit von Erfahrung dienen kann.

3.3.4.2 Theorie zur Strukturierung ... von Interventionsprozessen

Wie oben bereits beschrieben, können aus der Theoriebildung selbst Ableitungen für die Praxis geschaffen werden. So ist z.B. der kompetenztheoretische Ansatz der Psychomotorik über die Ableitung aus verschiedenen theoretischen Positionen entstanden (Fischer, 2009; Reichenbach, 2009). Ebensolches trifft auch auf den verstehenden Ansatz nach Seewald (1992, 2007), oder den systemisch-konstruktivistischen Ansatz nach Balgo (1998) zu. Genauso auch sind Positionen innerhalb einzelner psychomotorischer Ansatzgruppen aus Theorie abgeleitet, ebenso wie methodisch-didaktische Konsequenzen und Haltungen (Köckenberger, 2008; Passolt & Pinter-Thiess, 2003). Je nach theoretischer Position werden dann in der Praxis bzw. Konzeptbildung Schwerpunkte

Durch Theorie Ableitungen für die Praxis schaffen.

gesetzt. Das betrifft nicht nur psychomotorische Konzepte, sondern durchzieht meines Wissens alle konzeptionalisierten Verfahren und Methoden (siehe auch Hammer & Köckenberger, 2004). Hier ist der Weg von der Theorie zur Praxis. Hier werden aus den Positionen praktische Konsequenzen abgeleitet. Es gibt aber auch den umgekehrten Weg (s.o.). Und eine dritte Variante ist oben bereits beschrieben worden. Nämlich die Praxis in Kombination mit Theorie zu konzeptualisieren.

3.3.4.3 Theorie zur Strukturierung ... von Bedingungen und Bedingungsgefügen

Oft werden gut gemeinte Tipps verteilt. In der Regel werden diese jedoch nicht angenommen. Vielleicht werden sie angehört, ggf. auch abgenickt, in der Regel werden sie jedoch selten umgesetzt. Dies liegt zum einen sicherlich daran, dass Ratschläge oft genug ohne die Bitte darum verteilt werden. Doch selbst wenn Menschen um Rat fragen – z.B. in einer Beratungssituation – setzen sie oft genug den »gut gemeinten« Rat nicht oder nur schwer um. Wie kann man das erklären und welche Konsequenzen hat dies?

Warum hört man nicht?

Ein Erklärungsansatz hierzu bieten Kontrolltheorien (Rotter, 1966; Bandura, 1977 & 1983). Hiernach hat jeder Mensch ein Bedürfnis nach Kontrolle. Menschen brauchen das Gefühl der Kontrollierbarkeit einer Situation (Rotter, ebd.). Geraten sie jedoch in Situationen, in welchen erlebter Kontrollverlust droht, zeigt sich ein Reaktanzverhalten um das Selbst und seinen Wert zu schützen (Bierhoff, 2000).

Beispiel.

Um also Reaktanz in Therapie zu umgehen, bietet es sich an, statt Antworten zu geben, Fragen zu stellen. Der Klient gelangt so selbst zu Erkenntnissen und erlebt sich als kompetent bzw. als selbstwirksam (Bandura, 1977 & 1983).

Zudem behält er so die Kontrolle über die Situation und bleibt entscheidungsfähig.

Es ist also einsichtig – auch wenn verkürzt dargestellt –, dass Theorie zur Aufklärung von Bedingungen und Bedingungsgefügen dienen kann. Zugleich lassen sich praktische Konsequenzen hieraus ableiten.

3.3.4.4 Theorien zur Strukturierung ... von Prozessen

Hilfe durch Entwicklungstheorie.

Für Psychomotoriker ist es u.a. wichtig, das Entwicklungsniveau eines Kindes zu kennen. Im Bezug zur systemisch-psychomotorischen Familienberatung (Richter & Heitkötter, 2006 a & b) ist es dann z.b. interessant zu wissen, ab wann ein Kind fähig ist, komplexere Fragen, wie zirkulär gestellte oder »Feed-Forward-Fragen« zu verstehen. Um hierauf Antworten zu finden, bietet es sich an, Entwicklungstheorien zu strapazieren. So kann vermieden werden, Kinder durch Überforderung zu frustrieren. Für nicht-sprachliche Alternativen, bieten symboltheoretische Entwicklungstheorien (Seewald, 1992) Deutungshorizonte für Handlungen. So können Inszenierungen im freien Spiel entwicklungspsychologisch eingeordnet und für das praktischen Tun fruchtbar gemacht werden. Sie können – wie im Falle der systemisch-psychomotorischen Familienberatung (Richter, 2004; Langer-Bär, 2004) oder Therapie (Hammer & Paulus, 2003) – mit Eltern besprochen und lösungsorientiert genutzt werden, oder aber – wie im verstehenden Arbeiten (Seewald, 2007; Eckert, 2004; Köckenberger, 2004a) – zur Handlungsveränderung des Psychomotorikers oder zur Settingumgestaltung dienen.

Theorien, wie im Falle der von Entwicklungstheorien, bieten also Erklärungen an und erhellen dem Anwender das Dunkel des praktischen Tuns. Dies bezieht sich jedoch auch auf Prozesse im Allgemeinen, was über das folgende Beispiel veranschaulicht werden soll.

Familien können als eigenständige operational geschlossene (emotionale Kommunikations-, bzw. Bindungs)-Systeme begriffen werden (Luhmann, 1992; Hill et al., 2003; von Sydow, 2002), welche mit ihrer Umwelt strukturell gekoppelt sind. Jedes System aber entfaltet seine eigene Logik, so auch jedes familiäre System. Darum auch wird verständlich, dass bestimmte »Störungsbilder« nur innerhalb des Familiensystems auftreten, in anderen Kontexten jedoch nicht. Das ist mit Nichten zwingend, doch kommt es vor. In solch einem Falle liegt es dann nahe, das Verhalten als familienimmanent zu begreifen. Dies jedoch verändert den Fokus der Intervention – weg vom Individuum, hin zur Familie, bzw. auf deren Beziehungen (Welter-Enderlin, 1999).

Beispiel.

3.3.5 Theorien können subjektive und intersubjektive Wirklichkeit erschaffen

Menschen schöpfen ihr Wissen im Umgang mit Mitmenschen und der Welt aus Vorurteilen (Bierhoff, 2000). So suchen wir in der Welt wirklichkeitskonsistente Anhaltspunkte, um unsere eigenen Annahmen – oder Hypothesen – zu sichern bzw. zu bestätigen (ebd.). Hier heraus wird unabhängig von erkenntnistheoretischen Hintergründen deutlich, dass Menschen sich eine Welt (auch) konstruieren. Sie gehen hierbei vor wie »naive« Wissenschaftler; bilden Häufigkeitsverteilungen, sichten Korrelationen und Kovarianzen und testen diese gegen ihre eigenen Ausgangshypothesen. Dies scheint nötig, damit wir »unsere« Welt über Strukturbildung verstehen, vorhersagen und handhaben können (Antonovsky, 1997). Wir schließen vom Teil aufs Ganze und vom All-

Naive Wissenschaftler.

gemeinen auf das Besondere. Schließlich wird ganz naiv angenommen, dass es sich hierbei um Wahrheit handelt, denn wir haben unsere Hypothesen mehrfach getestet.

Zwei Fälle.

Dieses naiv-wissenschaftliche Vorgehen beinhaltet jedoch zweierlei unreflektierte Implikationen. Einerseits wird vorausgesetzt, dass es einen uneingeschränkten und vor allem objektiven Zugang zu einer »Welt an sich« gäbe. Andererseits wird geglaubt, auf diesem Hintergrund richtig getestet zu haben. Die erste irrtümliche Implikation ist eine erkenntnistheoretische, die zweite eine erkenntnistheoretisch vermittelte.

Fall eins.

Zum zweiten Fall lässt sich unabhängig von einer erkenntnistheoretischen Position sagen, dass eine vermeintliche Wahrheit oder konsensualisierte Wirklichkeit wenn überhaupt, dann nur verzerrt abgebildet werden kann. Dies heißt jedoch, dass in der Regel Hypothesen subjektiv getestet werden. Und oftmals wird hierbei das Ergebnis einfach mitgegeben. Ein Beispiel hierzu:

> Frau B. sucht wegen ihres Sohnes eine kinder- und jugendpsychiatrische Praxis auf. Der Psychiater und Spezialist auf dem Gebiet der ADHS führt ein erstes Gespräch durch. Die Mutter erzählt, dass ihr Sohn immer so rumzappelt, nie zur Ruhe komme, immer abgelenkt sei, mit anderen Kindern anecke, unglaublich ungeduldig sei, einen sehr stark ausgeprägten Gerechtigkeitssinn habe usw.
>
> Der Psychiater erklärt der Mutter, dass es sich durchaus um eine ADHS handeln könne und fragt gezielt nach weiteren Symptomen. Zudem wird ein Eltern- und Lehrerfragebogen mit ausgegeben. Nach der Auswertung und der Durchführung eines Intelligenztests, kommt der Psychiater schließlich zu dem Schluss, dass es eine ADHS ist. Er verschreibt eine Verhaltenstherapie und eine medikamentöse Behand-

lung. Seine Überzeugung ist, dass der Junge einen genetischen Defekt (verschiedene Polymorphismen) hat, da der Erblichkeitsfaktor dieser »Krankheit« ja schließlich bei bis zu 90% liege (Plomin, 1999). Zudem weiß er, dass besonders Medikamente helfen und diese Behandlungsform allen anderen, einzeln durchgeführten, Verfahren überlegen ist. Eine Kombination bietet er deswegen an, weil er Studien kennt, die eine kombinierte Behandlung von Verhaltenstherapie und Medikation als am effektivsten ausweisen.

Der Psychiater legt nach bestem Wissen und Gewissen die geschilderten und vermeintlich objektivierten Befunde theoriekonform aus, vergisst darüber hinaus jedoch alternative Erklärungs-Modelle in seine Deutung einzubeziehen. Zwar hat er erfragt, ob die Eltern noch zusammenleben und hierdurch erfahren, dass der Vater dem Sohn wohl sehr ähnlich sei – was die Mutter letztlich dazu veranlasste, sich von ihm zu trennen, doch legt er auch diese Aussagen theoriekonform aus (vererbt über den Vater) ohne zur Geschichte und Verarbeitung, z.B. der Trennung, Fragen zu stellen. Er geht also naiv vor, da er erstens konfirmatorisch (Brehm, Kessin & Fein, 2002) fragt, um sich seine Hypothesen bestätigen zu lassen und zweitens alle Ergebnisse alleinig seiner bevorzugten Theorie konform einordnet. Hier könnte das Wissen um »naive Theorien« helfen, den Blick zu weiten.

Neben diesem erkenntnistheoretisch vermittelten Fall gibt *Fall zwei.* es wie gesagt auch einen erkenntnistheoretischen. So liegt dem erkenntnistheoretisch vermittelten Fall von eben ein positivistisches und realistisches »Paradigma« zu Grunde, welches das alltagspsychologische Denken über die letzten 300 Jahre so deutlich geprägt hat, dass Menschen der heutigen Zeit dies als selbstverständlich erleben. Es wird davon ausgegangen, dass es eine Wahrheit gibt, welche empirisch zu verifizieren wäre. Es wird eine objektive Realität vorausgesetzt, zu welcher Zugang gefunden werden könne. Dinge sind dann so, sind, wie sie beschrieben werden. Sonach gäbe es dann unbezweifelbar Störungen, Krankheiten usw., die vermittels bestimmter Verfahren entdeckt werden können. Unter einem konstruktivistischen Paradigma hingegen würde – ohne die Diagnosekategorie an sich anzuzweifeln – immer mit bedacht, dass es sich um Konstrukte handelt und nicht um Entdeckungen. Es wären dann kommunikative Vereinbarungen unter Angabe der Operationen, welche dazu führen, das Konstruierte in der eigenen Lebenswelt beobachten zu können (Maturana, 2000). Dies sagt dann nichts über Wahrheiten von Sachverhalten aus, sondern nur, dass sie unter den angegebenen Bedingungen (Operationen) beobachtet werden können. Zu Tatsachen werden sie, wenn sie konsensualisiert, also allgemeingültig vereinbart werden.

Zusammen-gefasst. Dies zeigt, dass je nach erkenntnistheoretischem Hintergrund Wirklichkeit erlebt wird. Wird eine Erkenntnistheorie zum allgemeinen Paradigma, so wäre es prinzipiell möglich naiv annehmen, dass jene konsensualisierte Wirklichkeit eine Naturtatsache ist. Naturtatsachen jedoch brauchen nicht weiter kritisch hinterfragt werden. Analog zum positivistischen Weltbild könnte dann angenommen werden; dass – hätte der Konstruktivismus die letzten 300 Jahre unser Denken so nachhaltig beeinflusst wie das positivistische Paradigma – wir in Wirklichkeiten, also in einem Multiversum leben (Maturana & Varela, 1987).

3.3.6 Fazit und Ausblick

Man mag sich darüber streiten, welche theoretischen Zugänge in der Psychomotorik angebrachter seien als andere.

Man mag sich auch darüber streiten, ob wissenschaftlich-theoretische Zugänge überhaupt Relevanz für die Psychomotorik besitzen. Die Abhandlungen des letzten Kapitels jedoch sollten deutlich gemacht haben, dass wissenschaftliche Theorien zumindest hilfreich dabei sein können, Praxis zu verstehen, Praxis zu erlernen und Praxis anzuwenden. Hierbei ist es zuerst einmal unerheblich, ob nach den hier vorgetragenen wissenschaftstheoretischen Analysen vorgegangen wird oder sich an moderne Prinzipien gehalten wird. Die Vorteile einer integrativen oder auch eklektischen Herangehensweise – neben ihrer eigentlichen Notwendigkeit, folgt man dem Ganzheitsparadigma der Psychomotorik – liegen jedoch gerade im Nicht-Festlegen auf einen einzelnen Standpunkt, eine einzelne Perspektive oder eine einzelne Theorie. Mit den hier entfalteten Prinzipien des »Sowohl-als-Auch« und des »In-der-Schwebe-haltens« von Theorie, also das jonglierende Vorgehen eines verantwortenden »Mich-betreffend« vermittels erkannter und erlebter Evidenzen bezüglich des Gebrauchs subjektiver und wissenschaftlicher Theorie, wird erst ein wirklich kritisches Reflektieren der eigenen Praxis, aber auch Forschung in der Psychomotorik ermöglicht.

Was sich gezeigt hat.

An diese Annahme geknüpft, ist dann auch die Idee, dass:

Hypothesen.

- der (erkenntnis)-theoretische Background den methodischen Rahmen eines Konzepts mehr oder weniger festlegt. Er entscheidet, was gangbare Wege, Methoden, Haltungen etc. sind.

- der (erkenntnis)-theoretische Rahmen, mehr oder weniger indirekt, den Wirkbereich einer Intervention festlegt.

– die Festlegung auf nur einen erkenntnistheoretischen Rahmen u.U. eine geringere therapeutische Wirkung zeigt als integrativer oder eklektischer Theorie- und Methodengebrauch.

Evidenzen, und wie sie zu finden sind.

Ob sich hierfür Evidenzen finden lassen, ist zumindest für die Psychomotorik eine bisher offene Frage, da es kaum Forschung diesbezüglich gibt. In fachnahen Feldern, wie der Kinder- und Jugendlichenpsychotherapie, jedoch zeigen sich solche Effekte (Beelmann, 2004). Allerdings wird der therapeutische Nutzen, theoretisch monistisch ausgerichteter, eklektischer oder integrativer therapeutischer Verfahren nur indirekt – nämlich u.a. über den statistischen Wirkungsgrad abgeleiteter Methoden – gemessen (Grawe, 2000). Ein solches Vorgehen jedoch widerspräche allem bisher Gesagten. Denn es implizierte ausschließlich entweder einen kritisch rationalen oder einen pragmatisch-erkenntnistheoretischen Background und führte so gleichsam zu einer erkenntnistheoretisch geleiteten Blickfeldeinengung (Wirksamkeit ist allein über statistischen Mehrwert festzustellen [Margraf, 2003]).

Was in der Psychomotorik anders laufen muss.

Diese Blickfeldeinengung jedoch würde erneut – und zwar zurecht – die Hüter des »Allzumenschlichen« auf die Bühne holen. Wie, und durch was begründet, könnte, nach allem bis hierher Gesagten, noch guten Gewissens behauptet werden, dass eine quantitativ empirische Ausrichtung evidenter sei und zu besseren oder auch zu an sich valideren Ergebnisse führe, als qualitativ-empirische, hermeneutische, phänomenologische oder auch psychodynamische Forschung? Bräuchte es denn, nach allen bisherigen Analysen, nicht nachgerade das »Sowohl-als-Auch«, um den Menschen in seiner anthropologischen, biologischen, kognitiven, psychodynamischen usw. Konstitution erfassen zu können? »Ja«, ist die bescheidene und doch so einfach Antwort hierauf. Nur durch die Kombination aus qualitativer und quantitativer Forschung im weitesten Sinne, kann auf die letzten beiden der drei Hypothesen eine befriedigende Antworten gegeben werden. Wie dies jedoch im Einzelnen auszusehen hat, kann hier nicht besprochen werden.

Bezüglich der ersten der drei Hypothesen lässt sich nach allem bis hierher Gesagten zumindest erahnen, dass sich hierfür Evidenz erhärten lässt. Allerdings müsste auch jenes in einer eigenständigen Untersuchung noch gezeigt werden. An dieser Stelle kann es und soll es nicht geleistet werden.

Zusammengefasst

Unter der hier entfalteten Perspektive erscheint also jegliche Form absoluter Diskriminierung von Perspektiven zugunsten anderer, als Einschränkung eines umfassenderen Bildes von Erkenntnisgegenständen allgemein und vom Menschen im Besonderen. Für ein mit obigen Ergebnissen aufgeklärtes entscheidendes »Mich-betreffend« wird also das Festlegen auf eine Perspektive aufgrund erlebter oder erkannter Evidenzen eben nicht absolut sein können. Es hält seine Entscheidungen vielmehr in der Schwebe und bleibt so grundsätzlich offen gegenüber allen Methoden, Interventionen, Theorien usw. Ein solcherart verstandenes »Mich-betreffend« wird sich sonach nicht endgültig festlegen lassen, sondern je nach Fragestellung sowohl seinen (erkenntnis)-theoretischen Background frei jonglieren, als auch die hier heraus sich ergebenden Überlegungen zum therapeutischen Vorgehen.

Stellt man nun – wie in der Psychomotorik der Fall (Passolt & Pinter-Theiss, 2003; Fischer, 2009 und auch Seewald, 2007) – den Klienten in den Mittelpunkt der Bemühungen, dann wird der Klient zum Ausgangspunkt für die Entscheidungen des Psychomotorikers bzw. Motologen. Erst in der Korrespondenz mit diesem, wird sich also für das Vorgehen, den Ansatz, die Methode usw. entschieden. Und erst in der Korrespondenz wird evident, ob es eine »passende« Entscheidung war, oder diese eben revidiert werden muss. Der Psychomotoriker unterbreitet also Angebote (seien es Bewegungsangebote, Verstehensangebote, Deutungsangebote usw.) und ist eben nicht auf die eine oder andere (erkenntnis)-theoretische Perspektive eingeschränkt.

Nun könnte es doch aber sein, dass diese oder jene Theorien, dieser oder jener Sachverhalt ein anderes Vorgehen, eine andere Methode usw. nahe legt. Es könnte also sein, dass gleichzeitig Unterschiedliches evident erscheint. Dies jedoch stellt für ein »Mich-betreffend« im obigen Sinne kein Problem dar, da es sich schlicht zwischen den Alternativen entscheidet, um dann das Angewandte zu überprüfen (also Evidenz zu erhärten), ja aufgrund von Evidenz immerwährend neu zu entscheiden, da es immer auch anderes sein kann.

Wie nun aber ist der Wirkbereich unter solch einer Perspektive festgelegt? Diese Frage ist natürlich nicht leicht zu beantworten. Es müsste nach den oben entfalteten Prinzipien zur Erhärtung von Evidenz überprüft werden. Hierzu müssten allerdings Wirkbereiche festgelegt werden, und da dies dem obigen Verständnis nach eklektisch geschehen sollte, würde dies phänomenologisch, hermeneutisch, kognitivistisch, neurophysiologisch usw. geschehen. Die Überprüfung wäre ebenso eklektisch, also theoretisch, qualitativ und quantitativ empirisch zu leisten. Eine letztgültige Antwort auf diese Frage aber, wird wohl – wie für alle hier gestellten Fragen – niemals zu finden sein, zumindest solang kein unabhängiges Kriterium zur Bestimmung gefunden ist.

Teil III

ABSCHLUSS

4

WAS MAN MIR VORZUWERFEN HAT

Wenn solch eine Arbeit vorgelegt wird, läuft man natürlich Gefahr missverstanden zu werden. Dies scheint schon allein darum unmöglich zu vermeiden, da nicht formalisierte Sprache vom Leser immerzu mehrwertig gedeutet werden kann. Um also einigen Unterstellungen gleich zu Beginn zu begegnen, sei auf einige potentielle Kritikpunkte an dieser Stelle schon geantwortet. Allerdings möchte dies nicht als Rechtfertigung gegen jegliche Form von Kritik missverstanden werden. Denn hiermit würde ich mir selbst widersprechen. Es handelt sich viel eher um eine Aufklärung potentieller Missverständnisse. Es soll also keiner inhaltlichen Kritik begegnet werden, sondern nur formaler.

Das Problem des Missverstehens.

4.1 ENTGEGNUNGEN AUF SCHULENSPEZIFISCHE ARGUMENTE

Um es vorwegzunehmen, sehe ich die Arbeit nicht einer bestimmten philosophischen Schule zugehörig. Und wenn jemand bestrebt sein sollte, die vorliegende Arbeit in eine solche einzuordnen, dann muss auch er selbst die Verantwortung hierfür übernehmen. Würde ich die Arbeit als z.B. rationalistisch, als relativistisch oder sonst wie verstehen, wäre alles Gesagte nichtig und die Arbeit als Grundlage eines (erkenntnis-)theoretischen Eklektizismus bzw. Integra-

Keine Schulenzugehörigkeit.

tion nicht mehr zu gebrauchen. Darum verwehre ich mich folgend gegen schulenspezifische Argumente.

4.1.1 *Einseitiger Rationalismus*

Man könnte mir bei der Art und Weise der Grundlegung integrativen oder eklektischen Vorgehens vorwerfen, ausschließlich denkformalisiert – man könnte es auch rational nennen – vorzugehen, dass ich mithin existentialistische bzw. phänomenologische – wenn man so will, auch verstehende – Perspektiven vernachlässige. Doch hierzu sei erstens gesagt,

Erstens. dass jede Aussage, welche über eine reine Beschreibung von Erlebnissen hinausgeht, auch Erklärungen liefert – und dies tun auch existentialistische oder globaler verstehende Theoriegebäude – und damit den selben Denkformalien folgt, wie erklärende Theorien. So mag es zwar stimmen, wie Heidegger (1926/2001) formuliert, dass eine logische Analyse erst nach einer existentiellen Bestimmung folgt, doch folgt sie postwendend als Erklärung des beschriebenen Phänomens. Genauso mag es auch stimmen, dass leiblich-intentional Erkenntnis gewonnen werden kann (Wiltschko & Gendlin, 2007), aber sobald es ins Bewusstsein gelangt, ist es – wenn auch faktisch bereits privativ evident – erkannt und wird, um kommuniziert zu werden, ebenso im Anschluss erklärt werden (siehe ebd., 76).

Zweitens. Zum Zweiten wäre einer solchen Kritik entgegen zu halten, dass alle Beschreibung und Analyse von Welt – und dies betrifft auch die phänomenologische Beschreibung von »Weltlichkeit«, »Sorge«, »In-der-Welt-Sein« usw. – nie frei zu machen ist von einem historischen, geschichtlichen Geworden-Sein, also einem Erfahrungshorizont, wie von Heidegger (ebd.) selbst formuliert und von Gadamer (1975) später zur Grundlage hermeneutisch-phänomenologischer Analyse gemacht. Jener Erfahrungshorizont jedoch ist kein rein beschreibender, sondern ein sehr wohl durch alltagslogische und wissenschaftstheoretische Erklärungen durchsetzter, wie heute wohl kaum einer mehr bestreitet. Sich von diesem Hintergrund freizumachen, ist der Mensch unfähig. Und die Phänomenologie täte laut Vattimo (1992) gut daran, dieses rationale Moment zu integrieren, um sich wissenschaftlich zu legitimieren. »Hermeneutik kann ihre Gültigkeit als Theorie insofern behaupten, als die interpretative Rekonstruktion der Geschichte eine rationale Aktivität ist, der man argumentieren und nicht nur einfühlen kann« (ebd., 67).

4.1.2 Vernachlässigung dialektischer Positionen

Eine weitere Entgegnung könnte sich auf die »Missachtung« dialektischer Position beziehen. Hierzu sei zuerst mit Jaspers wiederholend entgegnet: »Es (das dialektische Denken) wirft über die schon vorhandenen rationalen Ergebnisse ein spezifisches Netzwerk, in dem die Begriffe zu neuen Beziehungen verknüpft, aber die Sachen nicht weiter erkannt werden. Sie ist in ihrer echten Form am nächsten der Anschaulichkeit, während sie ganz auf dem scholastischen und experimentellen Denken beruht, die ihm erst den Stoff geben [...] Das Dialektische gibt dem Denken vor allem die ›Bildung‹, die beiden anderen Wege die ›Erkenntnisse‹« (Jaspers, 1985, 80). Ähnlich wird es übrigens auch von Albert (1991) geschildert.

Dialektik erst im Anschluss.

Zum zweiten kann unterstützend argumentiert werden, dass die oben geführte Form der Darstellung in gewisser Weise bereits eine dialektisch geführte ist. Man könnte gerade ab 2.2 synthetisch dialektisches Vorgehen herauslesen.

Ist Dialektik.

Darüber hinaus hat die gesamte Darstellung Kritikoffenheit zur methodischen Grundlage – auch und sogerade der
eigenen Darstellungen gegenüber.

4.1.3 Relativismus und Solipsismus

Jenen Kritikern, welche bestrebt sind, mir Relativismus oder
gar Solipsismus zu unterstellen, sei entgegnet, dass erstens
die theoretischen Herleitungen nur im besagten Rahmen
einer gewissen Beliebigkeit unterliegen und zweitens keine
Aussagen über die Welt da draußen gemacht wurden. In

Eindeutige
Verweise.

der Darstellung zum »Mich-betreffend« verweise ich aus-
drücklich auf die Begegnung innerhalb einer Lebenswelt.
Ich setze eine Welt – ein »In-der-Welt-Sein« – voraus. Ja ich
bin sogar der Überzeugung, dass dieses »Mich-betreffend«
noch vor seiner formalen und inhaltlichen Analyse seiner
Selbst leiblich in der Welt ist. Ob dies wirklich so ist, kann
jedoch nur entschieden, nicht aber bewiesen oder widerlegt werden; es erscheint aber zumindest erlebt evident. Ich
verwehre mich also ausschließlich gegen die dogmatische
Entscheidung bezüglich der Frage, ob *a* der Fall ist oder
nicht.

4.1.4 Fixierung auf Sprache

In diesem Zusammenhang macht es nochmals Sinn auf
einen potentiellen Vorwurf einer Sprachfixierung einzugehen. Denn es scheint für den einen oder auch anderen –
selbst nach den Ausführungen noch – auf der Zunge zu
liegen, zu behaupten, es gäbe auch nicht-sprachliche Theorie. Ich möchte dies gar nicht bestreiten. Hierzu jedoch ist
es m.E. weder möglich, Argumente dafür noch dagegen zu

formulieren, ohne die Sprache selbst zu strapazieren. Zumindest im argumentativen, darstellenden – ja selbst im grundlegenden – usw. theoretischen Betrieb in Wissenschaft, ist ohne Sprache nicht auszukommen.

Diese Argumente treffen auch auf die Idee einer nicht-sprachlichen Theorie von Stegmüller oder auf die Idee focusing-orientierter Forschung von Gendlin zu. Bezüglich ersterem ist dies einfach zu zeigen, da – wie oben bereits gesehen – auch formalisierte Theorie Symbole nutzt, welche zuvor alltagssprachlich definiert werden müssen. Bezüglich der focusing-orientierten Forschung scheint es ein wenig schwieriger zu sein. Denn Gendlin (Wiltschko & Gendlin, 2007) formuliert ein nicht-sprachliches Denken des Körpers. Dieses scheint dem Konzept des fungierenden Leibes (Merleau-Ponty, 1966) gleich zu sein. Hiernach handelt der Leib selbst intentional und zwar vorab bewusster Setzung, da er selbst wissend ist. Der Leib – besser das Leib-Subjekt – ist also bewusstseinsfähig, ohne jedoch bewusstseinspflichtig zu sein.

Gendlins (Wiltschko & Gendlin, 2007, 68ff.) Idee vom Körper als Interaktion und dem damit definierten (impliziten) Wissen (blue prints) ist eine sehr spannende. Allerdings meint dies – soweit ich es verstanden habe – eine präreflexive Form von handlungsrelevantem Wissen ohne das »reflexiv« darüber nachgedacht werden müsse (also ganz in der phänomenologischen Tradition, dass der Leib weiß und [ursprünglich] intentional handelt [Merlau-Ponty, 1966]). Hiergegen ist auch nichts einzuwenden. Doch Gendlin sagt auch (Wiltschko & Gendlin, 2007, 76), dass erst über den Focusingprozess das eingefaltete (implying) Wissen im *felt-sense*, dem reflexiven Ich nach und nach bewusst wird. Zudem verändert es sich, sobald es reflexiv Erkanntes ist; es bekommt eine Form (Dies ist auch wieder ähnlich zu leibphänomenologischen

Sichten: Bei Merleau-Ponty [1966] z.B. verändert das thetische Bewusstsein das erlebte Leben ständig; darum auch beschreibt Waldenfels [2000] nicht substantivistisch sondern adjektivistisch, muss dies jedoch sprachlich fixiert leisten).

Gendlin meint also selbst, dass die Arbeit mit dem Felt-Sense dazu dient, sowohl bereits ›Bekanntes‹ (neu) zu kombinieren als auch Neues zu entdecken. Diesem ›Erkannten‹ werden dann, in einer zweiten Phase, nach und nach logisch-konsistente Konturen verpasst (als Geburtshelfer von vorher nicht Gewusstem im klassisch gemeinten Sinne). Damit aber weiß Gendlin selbst scheinbar um die Schwierigkeiten sprachlich nicht-sprachlich gedachten Denkens.

Man kann eine solche Idee nur behaupten, wenn über ein bereits vereinbartes Symbolsystem verfügt und mitgeteilt wird. Hierbei jedoch wäre man dann wieder im Schreiben, im Reden und damit immer schon im thetischen/reflexiven Bewusstsein. Auch Gendlin ist also in der Mitteilung im reflexiven Denken. Oder anders: In der Reflexion erst wird ihm die Struktur des Eingefalteten bewusst, und anders kann er es auch nicht kommunizieren (Wenn leibliches, intentionales »Denken« präreflexiv ist, so ist es im Tun, aber sobald es beschrieben wird in Reflexion, ist es aus dem unmittelbaren Erleben transzendiert). Sonach meint leibliches Wissen und intentional leibliches Handeln eben nicht reflexives Denken. Auch diese Theorie kann also nur sprachgebunden sein, auch wenn sie sich in der Entstehung anderer Medien bedienen sollte. Allerdings soll dies nicht missverstanden werden. Denn erstens geschieht dies durchaus phänomenal im Gesamt, ist also selbst wiederum auch durch ein Leib-Subjekt erlebt und zweitens spricht dies nicht dagegen, dass leiblich Erkenntnisse zu gewinnen sind, sie sind aber zuerst eingefaltet (implizit).

4.1.5 Subjektivismus

Ein Vorwurf des Subjektivismus wäre nicht haltbar, da ein »Mich-betreffend« genauso auch im Sinne Luhmanns ausgedeutet werden kann, aber auch wie das Selbst bei Antonio Damasio beschrieben bzw. bestimmt werden kann. Genauso auch handelt es sich um ein »leib-bewusstes« Wesen. Das »Mich-betreffend« kann nur nicht mehr behaupten, dass es wahr oder falsch ist, ein Leib-Subjekt zu sein, dass es wahr oder falsch ist, eine Person im lumann'schen Sinne zu sein (vgl. auch Kießling, 1998) etc. Es kann nur noch sagen, dass es dies so erleben und erklären kann, dass er bzw. es dies erfahren oder gelernt hat usw.

«Mich-betreffend« kann auch anders ausgedeutet werden.

4.2 RICHTIG, FALSCH UND OMNIPOTENZ

Zuletzt sei noch potentiellen Kritikpunkten begegnet, welche sich erneut um die Fragen nach dem Richtigen ranken. Die Entgegnungen richten sich also an jene Geister, welche diese Frage selbst nach Lektüre dieser Arbeit noch herumtreibt.

4.2.1 Omnipotenzansprüche

Für jene, welche den obigen Darstellungen Omnipotenz und Allumfassung unterstellen mögen, sei an dieser Stelle entgegnet, dass sie die Darstellung in ihrer grundlegendsten Form missverstanden haben. Es geht gerade nicht um Neukonstruktion von ›Wahrheiten‹ oder ›Dogmen‹, sondern um deren Entblößung als reine Illusionen. Es geht mithin um die Darstellung einer Position, über welche jedwede erkenntnistheoretische Position »recht« hat und darum, dass über deren Wahrheitswert bzw. deren Richtigkeit im Sinne

Nochmals die Frage nach dem Absolutanspruch.

einer objektiven Wahrheit oder Gewissheit nicht entschieden werden kann. Zudem ging es darum zu zeigen, dass sich jedwede erkenntnistheoretische Position auf basale Sätze zurückführen lässt, welche formal gleichen Ursprungs sein müssen, da sie dem Denken entspringen. Und doch ist auch diese »Erkenntnis« keine absolute, keine wahre oder falsche; ja es ist noch nicht einmal zu sagen, dass sie einer Wahrheit nahe stünde (vielleicht tut sie es, vielleicht auch nicht), wahrscheinlich wahr ist oder dergleichen, denn es handelt sich prinzipiell um eine aufgrund von Evidenzen entschiedene Erkenntnis. Und selbst wenn diese Erkenntnis evident erscheint, kann sie falsch sein; ja es kann auch sein, dass das »Nicht-Evidente« wahr ist.

4.2.2 Der richtige Weg zu Eklektizismus und Integration

Für einen Weg entschieden, schließt andere Wege nicht aus.

Kann man nicht auch auf anderes als den Zweifel zurückführen? Ist nicht auch gesagt worden, dass Theorien Sprache sind, können dann nicht alle Theorien auch hierüber integriert werden? Ja vielleicht. Und ich möchte auch nicht bestreiten, dass es noch viele weitere Möglichkeiten der Integration, oder des Rekurses gibt. Ich aber habe mich für diesen Weg entschieden, und da dieser gangbar erscheint, brauchen hier andere Wege der Integration nicht geleistet werden.

4.2.3 Das darf man aber nicht

Diesem Argument bin ich in Diskussionen immer wieder begegnet. Und darum sei hier nochmals wiederholt, was unter 2.2.2 §3 bereits gezeigt wurde. Regeln und Konventionen sind in Sprache, Gesprochenes jedoch ist gedacht und somit ebenso beliebig wie alle anderen Entscheidungen. Es liegt also in der Verantwortung des »Mich-betreffend«, sich nach ihnen zu richten oder nicht. Unabhängig wahre Gründe können nicht geltend gemacht werden. Als absolut geltend gemachte Regeln, sind Dogmen.

5

STATT EINES NACHWORTES

Es war der 12 August, als David die Treppe hinunter lief, um in seinen Briefkasten zu schauen. Geduckt lief er. Er fühlte sich beklemmt, beengt, ja unwohl. Alles schien ihm zu nah zu sein; so nah, sodass es unangenehm für ihn war.

Als er den Briefkasten wieder verschlossen hatte und sich aufmachte, zurück in seine Wohnung zu gehen, bemerkte er mit jedem weiteren Augenaufschlag, eine ihm sehr komisch anmutende Veränderung. War es zuvor noch still um ihn herum, trist und einsam, so begann sich mit jedem weiteren Schritt, der Raum zu weiten. Es wirkte fast wie ein Traum.

David blickte auf, erst zaghaft, dann immer erstaunter. »Was geschieht hier nur?« fragte er sich. Der Treppenaufgang war nicht mehr der gleiche, wie noch vor fünf Minuten. Er glich dem Aufgang zu einem Schloss, oder – besser – zu einem altehrwürdigen Universitätshauptgebäude. Bei jedem Schritt knarrten die Holzdielen unter seinen Füßen, die Wände um ihn herum waren höher als zuvor; sicher fünf, wenn nicht gar 10 Meter. Sie waren mit Holz betäfelt und am Rande einer jeden Zwischenstufe standen lebensgroße Figuren auf Brüstungen; hier ein Adler, da ein Löwe, an anderer Stelle ein alter Mann, eine Eule auf dem Arm tragend. In der ersten Etage befand sich ein Tresen. Hinter ihm saßen zwei ältere Herren, und vor ihm stand eine Traube junger Menschen, Männer und Frauen.

»Entschuldigung« vernahm er eine Stimme, »Alles o.k?«

»Ja, ja!« gab David zurück, nachdem er die Briefe von dem Jungen, der ihn angerempelt hatte, entgegen nahm. Er hatte noch gar nicht bemerkt, dass er tatsächlich Post bekommen hatte. Er musterte kurz die Absender, schaute dann aber schnell wieder auf. Erst jetzt bemerkte er das hektische Treiben im Haus, erst jetzt bemerkte er auch, dass er selbst noch im Schlafanzug war. Er lief die Treppe schnell hinauf, noch immer wie betäubt von diesem Anblick. »Komisch« dachte David noch bei sich, »ich fühle mich so gut«. »Müsste ich nicht eigentlich überrascht sein, müsste ich nicht ein wenig Angst haben, dass ich grad so gar keine Ahnung habe, was hier passiert? Bin ich vielleicht verrückt?«

Noch in Gedanken versunken, die Treppe weiter hinauf stürmend, vernahm er von hinten eine Stimme, welche seinen Namen rief. »David..., warte mal!« David drehte sich um und sah einen Mann mittleren Alters auf sich zukommen. Ein wenig aus der Puste, und endlich bei David angekommen, fragte er »Hast du nicht Lust, ein paar Schritte zu gehen und dich mit mir zusammen auf die Wiese zu legen?«. »Ja« antwortete David, »ich muss mich aber noch umziehen«. »Ich warte hier.«, sagte der Mann.

David bog, nachdem er rechts am Tresen vorbei gelaufen war, linker Hand in einen, von Sonnenlicht durchfluteten, schmalen Gang. Intuitiv wusste er, wo sein Zimmer war. Dies war nicht selbstverständlich. Denn gerade eben noch ging David davon aus, dass er eine Wohnung unter dem Dach eines sehr dunklen und stark vernachlässigten alten Hauses hat. Doch David wunderte sich schon nicht mehr darüber. Vielmehr, war er nun selbst erfreut, dass er so gute Laune hatte, und es das Leben scheinbar gut mit ihm meine. Er fühlte sich rundum wohl und dachte sich, wie schön es doch sei, in einem solch wundervollen Gebäude zu leben. Dann sperrte er die Tür zu seinem Zimmer auf. Und kurz bevor er eintrat, wagte er noch einen Blick über die Schulter, aus der hohen und lang durchgezogenen Fensterfront des Ganges ins Freie. »Welch ein wundervoller Blick, welch ein wunderschöner Tag«, dachte er noch; dann ging er hinein.

Nachdem er sich schnell umgezogen hatte, ging er flotten Schrittes den Gang hinab zurück zur Treppe. Auf etwa der Hälfte der Treppe stand der sympathisch aussehende ältere Mann. In dem Moment, als er ihn sah, wusste David auch, wer es war, »Professor Steffens«. David ging am Tresen vorbei, und bog links auf die Treppe ein. »Es ist wirklich schön dich zu sehen«, sagte der Professor, als David bei ihm angekommen war.

Die erste Welt

Als David und Professor Steffens aus dem Gebäude traten, erschlug das Sonnenlicht zuerst das Sehvermögen Davids. »Wow, ist es hell hier draußen« bemerkte David und hielt sich die Augen. »Und schön warm ist es auch«, lachte Professor Steffens. »Bist wohl länger nicht mehr vor die Tür gekommen, was? Lass uns darüber gehen.« Professor Steffens zeigte mit ausgestrecktem Arm auf einen Abschnitt der Wiese, welche sich vor ihnen auftat. Der Abschnitt war nur etwas mehr als 500 Meter entfernt. Aber David wusste ja, dass es dem Professor nicht so sehr nach langen Spaziergängen ist. Er wusste, Professor Steffens mag lieber den gemütlichen kurzen Weg, um sich dann, an einem schönen Ort, hinzulegen und in den Himmel zu blicken.

Es war atemberaubend, was David sah. Ja es versetzte ihn in große Verzückung, so schön war es um ihn herum. Der Himmel wirkte so blau, wie das Meer, die Wolken sahen an ihm aus, als seien sie aus Zuckerwatte gemacht, so schön geformt und voll waren sie. Und die Sonne schien so liebreizend auf die Haut, dass es angenehm warm wurde, ohne zu heiß zu werden.

»Und erst der Rasen«, dachte David, »er ist so saftig grün, so satt in seiner Farbe, als sei er direkt aus dem Paradies hierher verpflanzt worden«. Überall blühte es und ein so lieblicher Duft machte sich breit, sodass es eine Wonne war, zu atmen. »Und auch die Menschen schienen alle glücklich zu sein«, bemerkte David leise für sich allein. Alle lächelten, keiner wirkte gestresst, getrieben, oder gereizt. Sie schlenderten die Wege entlang, saßen zu zweit, oder in kleinen Grüppchen beieinander und unterhielten sich; oder sie spielten Federball, Frisbee oder Kubb. »Welch wahrhaft paradiesische Welt«.

An der Stelle angekommen, legten sie sich ins Gras. David atmete tief ein, als er schließlich lag und schaute voller Freude in den schönen Himmel. Er fühlte regelrecht, wie er mit seiner Umgebung verschmolz, wie er eins mit ihr wurde. Schon konnte er – und wollte er auch nicht mehr – unterscheiden, ob er nun den Himmel sah, in ihm versank, oder gar selbst zum Himmel wurde.

In seiner Versenkung vernahm er schließlich einen leichten Druck an seinem Oberarm und die Stimme Professor Steffens. »Schau mal«, rempelte er ihn an. »Da, da oben. Siehst du?«

»Was denn?«, fragte David und suchte mit seinen Augen jene Stelle am Himmel ab, welche der Professor mit seinem Finger zu umkreisen schien.

»Na, der Zug da. Es ist der Zug des Erlebnis-Bewusstseins«, lächelte der Professor, als er dies sagend, David tief in die Augen blickte. »Er überwindet die Naturgesetze; er ist erlebter Zug, erlebtes, gelebtes, lebendes Zugfahren.« fuhr er fort. Doch bevor David eine Frage stellen konnte, fuhren sie beide, von einem Schrei aufgeschreckt, nach oben. »Was war das?«

Als sie sich in Richtung des Schreis umdrehen, erblicken sie Zerstörung. Irgendetwas lies alles, einfach alles – und zwar buchstäblich – in kleine schwarze Kugeln zerbröseln. Menschen fielen einfach auseinander; Bäume, der Boden, ja selbst die Luft zerfiel in kleine schwarze Stücke. Was war das, was geschah da?

Auf der gegenüberliegenden Seite eines Teiches, rechts des Eingangs zu dem Haus, in welchem David lebte, circa 200 Meter vom Eingangsportal entfernt, stand ein großer, etwa zwei Meter hoher und breiter Spiegel. Dass es sich hierbei um einen Spiegel handelte, konnte man aber nur erahnen, denn es spiegelte sich nichts in ihm. Vielmehr konnte man eine Gegend erahnen, ganz so, als blickte man an einen anderen Ort, einen Ort, der mit dem hiesigen nichts zu tun hatte.

Zum ersten mal sah David Angst in den Augen der anderen. Zum ersten mal sah er Hilflosigkeit. Die Menschen schienen erstarrt zu sein, keiner bewegte sich, keiner sagte etwas. Alle schauten nur auf den Ort der Zerstörung. Ein riesiges Loch hatte sich aufgerissen, ein Loch so groß wie ein Stadion, nur war es in alle Himmelsrichtungen ausgedehnt und schien alles Licht verschlungen zu haben. Nichts sah man in ihm, nichts. Aber es wuchs nicht weiter, es stand still.

»Professor, wir müssen etwas unternehmen« sagte David, als er aus seiner eigenen Starre aufzuwachen schien. »Ja, das müssen wir« erwiderte Professor Steffens, noch immer auf das Loch blickend, mit halb geöffnetem Mund.

David fuhr fort, »Ich hab gesehen, dass es mit dem Spiegel zu tun hat. Ich hatte den Eindruck, da sei jemand hindurch gegangen. Ja und ich habe das dumpfe Gefühl, dass wir diesem Jemand folgen müssen.«

»Wie kommt dieser Spiegel hierher, wieso ist der mir noch nie aufgefallen ...?« dachte Professor Steffens laut, während er nach unten blickte und sich am Kopf kratzte.

»Das ist jetzt nicht wichtig. Kommen Sie!« antwortete David während er den Professor am Arm in Richtung Spiegel zog. »Wir müssen uns beeilen, wer weiß, was noch Schlimmes geschieht«.

Die zweite Welt

David schlüpfte zuerst durch den Spiegel. Der Professor folgte ihm auf dem Fuß. Auf der anderen Seite herausgetreten, fanden sie sich in einer Welt wieder, welche der eigenen zwar ähnlich sah, nur anders wirkte. Man kann es gar nicht recht beschreiben. Diese Welt war so normal, so real, so bekannt für einen Beobachter wie mich oder Sie, dass mir einfach die Worte fehlen, die Atmosphäre angemessen einzufangen. Nichts wirkte surrealistisch, kein Eindruck von satten, kräftigen Farben der Umgebung, kein Eindruck paradiesischer Zustände ...

Sie waren auf einem Bahnsteig, grauer Beton, ein wenig dreckig, die Gleise im Bett vor dem Bahnsteig waren angerostet, aber man konnte sehr deutlich erkennen, dass Züge regelmäßig diese Schienen nutzten. Die anderen Bahnsteige sahen nicht anders aus. Auch grau, auch verdreckt ohne vermüllt zu wirken; einfach benutzt. Wenn man den Blick abwandte und darauf achtete, was man hörte, konnte man dumpfe Straßengeräusche und Flugzeuglärm vernehmen; nicht in der Nähe, eher weiter weg, aber sie waren da, eindeutig. Sonach war auch die Luft ein wenig vom blauen

Dunst geschwängert. Es duftete nicht, aber es stank auch nicht. Es roch einfach normal.

Die Bahnsteige selbst waren voller Menschen. Sehr bald musste also ein Zug einfahren. David blickte sich um in der Hoffnung den »Jemand«, den »Zerstörer« zu sehen. Ein wenig hektisch wirkte David dabei. Seine Anspannung war ihm wörtlich anzusehen. Professor Steffens schien sich ebenso zu sorgen. Aber sie schienen über die Welt, in der sie auf einmal waren, in der Welt, die so anders zu sein schien als ihre eigene, nicht verwundert. Es wirkte, als wüssten sie intuitiv, wo sie waren.

»Ahhhhh«.

David drehte innerlich angespannt den Kopf nach rechts und blickte auf den Bahnsteig gegenüber, dahin, von wo der Schrei zu kommen schien. Und tatsächlich. Wieder bot sich ihnen das Bild der Zerstörung. Wieder zerfiel einfach alles in kleine schwarze Stücke. Der Bahnsteig, die Menschen, die Gleise, die Tauben, die Luft, ja einfach alles löste sich in kleinen schwarzen Kügelchen auf.

»Da« schrie Professor Steffens, »da rennt er!«. Sie stürmten los in Richtung Unterführung. David stolperte jedoch über eine Flasche und fiel zu Boden. »Komm hoch, schnell...« sagte der Professor und reichte David die Hand. »Komm, nimm meine Hand«. David ergriff sie und zog sich an ihr hoch. »Aua«, sagte er. »Alles ok?« fragt Professor Steffens. »Ja, ja. Ist alles in Ordnung«. Und gerade als sie weiterrennen wollten, bemerkten sie einen Schatten an sich vorbeihuschen. So schnell, dass sie nicht einmal eine Kontur wahrnehmen konnten. Beide drehten sich nach ihr um und sahen gerade noch die letzten Umrisse eines Mannes durch den Spiegel huschen. David atmete tief durch, »Misst.«

»Es hat aufgehört« bemerkte Professor Steffens leise, »Sieh nur, es hat aufgehört«.

David wandte seinen Blick ab vom Spiegel zurück auf den Bahnsteig gegenüber. Und tatsächlich, es hatte aufgehört. Das Loch stand still. Verwunderlich war nur, dass die Menschen es gar nicht wahrzunehmen schienen, sie wirkten, als sei nichts geschehen. Noch vor zwei Minuten konnte man Schreie vernehmen und man sah panisch weglaufende Menschen. Und jetzt? Nichts, als sei nie etwas passiert.

David und der Professor ließen sich hiervon nicht beeindrucken. Ihnen schien dies gar nicht aufzufallen. Sie gingen einfach zurück zum Spiegel. Als sie vor ihm standen, wandte sich Professor Steffens zu David und sagte, »Ich komme nicht mit. Ich werde zurück gehen in meine Welt. Es hat sich ja scheinbar beruhigt.«

»Das kannst du doch nicht machen. Wir müssen ihn doch aufhalten. Vielleicht kommt er ja zurück, oder …«

»Nein« antwortete Steffens, »Das wird vielleicht irgendeinen Sinn haben und vielleicht kann man ihn auch aufhalten. Aber ich glaube, dass es nicht so wichtig ist. Ich denke, mehr als die Löcher wird es nicht geben. Ein wenig Schmutz hier, ein wenig Schmutz dort. Aber schlimmeres wird nicht passieren, das kann einfach nicht sein. Alles mir Bekannte spräche auch dagegen.«

Da David bemerkte, dass es wenig Sinn machen würde, zu versuchen den Professor vom Gegenteil zu überzeugen, beugte er sich seinem Wunsch und verabschiedete sich von Steffens. »Wir sehen uns dann in der ersten Welt« sagte er und verschwand durch den Spiegel, dem Zerstörer hinterher.

Die dritte Welt

Die dritte Welt war völlig anders. Selbst David schien hiervon beeindruckt zu sein. Was er sah, war – wie soll ich anders sagen – fast nichts. Alles schien schwarz zu sein, der Boden war schwarz und plan, der Himmel war schwarz und plan und am Horizont, da wo sich Boden und Himmel trafen, war es auch schwarz und plan. David wollte erst seinen Augen nicht trauen, so drehte er sich einmal im 360° Winkel um die eigene Achse. Doch egal wo er auch hinschaute. Überall war schwarzer, planer Boden und schwarzer, planer Himmel. Nur der Spiegel machte einen Unterschied. Er stand da einfach herum, und es wirkte, als gehöre er – wenn auch in die anderen Welten nicht – hier erst Recht nicht her. »War der Zerstörer schon hier gewesen? Sieht bald jede Welt so aus?« fragte David sich und bekam ein wenig Furcht.

Da kam aus der Ferne ein Mann auf ihn zu. Er trug etwas in der Hand.

Als er näher kam, sah David, dass es Kreide war. Er trug sie zwar nur, bewegte sie aber in seiner Hand hin und her. Es schien sogar fast so, als male er etwas in die Luft, als sei er in Gedanken mit dem Erschaffen eines Bildes beschäftigt.

»Was macht der da?« fragte sich David, doch bevor er einen zweiten Gedanken fassen konnte, sah er es selbst.

Wie von Zauberhand entstanden auf dem Boden Umrisse, Konturen und Flächen. Ganze Landschafts- und Straßenzüge, Bäume und Häuser konnte man erahnen. Zwar waren sie noch ausschließlich auf den Boden aufgetragen, aber es war absehbar, dass hier etwas entstehen sollte. »Wie machen Sie das?« fragte er den Mann. »Ich denke, ich unterscheide, ich konstruiere, ich stelle mir vor, ich...« bekam David zur Antwort. »Und warum tun Sie das? ... War der Zerstörer auch bei Ihnen?« »Welcher Zerstörer?« fragte der Mann.

Als David aber bemerkte, dass der Mann keine Ahnung zu haben schien, erzählte er die ganze Geschichte. Er erzählte von seiner merkwürdigen Erfahrung in seinem alten Wohnhaus, dem Wandel dieses Hauses in ein so schönes

Gebäude, von seinem Professor, von der Landschaft der ersten Welt, der Erlebnisse und dann auch von der Zerstörung, dem Zerfallen der Welt, dem großen Loch und dem Spiegel, durch welchen sie in eine zweite Welt gegangen sind, um den Zerstörer aufzuhalten.

Da schmunzelte der Mann und sprach: »Immer schon gab es Zerstörer, immer wieder gab es Menschen, welche sich fragten, wo sie waren, wo sie herkamen und wo sie hin wollen. Und immer schon waren sie mit den vorgefertigten Antworten unzufrieden, wollten es genauer wissen, sicherer haben und nicht einfach nur glauben müssen. Also machten sie sich auf den Weg nach sicheren Antworten. Hierbei jedoch drangen sie zu den Fundamenten ihrer eigenen Welten vor und stellten fest, es gibt noch weitere Welten. Wie aber konnte das sein? Also machten sie sich auf, auch dies zu hinterfragen und siehe da, sie stießen auch zu deren Fundamenten vor.«

»Und was bedeutet dies? Was hat das mit dem Zerstörer zu tun?« fragte David neugierig.

»Nun,« fuhr der Mann fort, »der Zerstörer, wie du ihn nennst, schaut hinter das Offensichtliche und entdeckt das Ungesehene. Das gefällt den meisten Menschen jedoch nicht, darum schauen sie entweder weg oder versuchen den Zerstörer aufzuhalten.«

»Heißt das, dass alle Welten am Anfang so aussehen wie diese?«

»In jeder Welt ist ein Stück der dritten, jede dieser Welten ist auf den selben Grundlagen aufgebaut, wie die dritte. Gebaut wird sie über sehr lange Zeit und nur nach den Vorlieben ihrer Bewohner. Am Anfang jedoch ist alles gleich. Doch mit zunehmender Einwohnerzahl unterscheiden sich die Welten immer mehr voneinander. Die einen mögen es, wie es in der ersten Welt ist, die anderen mögen es, wie es in der zweiten Welt ist. Völlig verschieden jedoch sind sie nie, wie du ja selbst sehen konntest.«

»Gibt es aber nur diese Welten, oder gibt es noch weitere?« fragte David.

»Es gibt so viele Welten« antwortete der Mann. »Aber die bekanntesten sind diese drei«.

Die Antworten des Mannes erstaunten und ängstigten David so sehr, sodass er Angst hatte, weiter zu denken und weiter zu fragen. Neugierig, aber sehr zaghaft und vorsichtig, ja fast nicht zu hören, fragte David dennoch: »Heißt das nicht aber, es gibt eigentlich gar keine Welt?«

Im selben Moment, wie David seine Frage ausgesprochen hatte, lachte der Mann laut. »Nein, nein, würdest du mich dies denn überhaupt fragen können, wenn es nichts gäbe?«

Diese Antwort und die Gelassenheit des Mannes zugleich ließen David einen tiefen Entspannungsseufzer aus dem Munde entweichen. »Na, Gott sei Dank.« sagte er noch, und setzte schon zur nächsten Frage an. »Und was hat es mit den Spiegeln auf sich?«

»Sie erlauben dir den Wechsel von der einen in die andere Welt, ja sie erlauben dir aus der einen Welt etwas in die andere Welt mitzunehmen.« »Und das geht?« fragte David.

»Ja« antwortete der Mann...

Da klingelte es irgendwo und ...

Es war der 12 August.

LITERATURVERZEICHNIS

1. Ainsworth, M.D.S.; Blehar, M.C.; Waters, E. & Wall, S. (1978). *Patterns of attachment. A psychological study of the strange situation.* Hillsdale, NJ: Erlbau.

2. Albert, H. (1991). *Traktat über kritische Vernunft.* Fünfte verbesserte und erweiterte Auflage. Tübingen: UTB.

3. Antonovsky, A. (1997). *Salutogenese. Zur Entmystifizierung der Gesundheit.* Tübingen: dgvt.

4. Asay, T.P. & Lambert, M.J. (2001). Empirische Argumente für die allen Therapien gemeinsamen Faktoren. In Miller, S.; Hubble, M. & Duncan, B.L. (Hrsg.). *So wirkt Psychotherapie. Empirische Ergebnisse und praktische Folgerungen* (S. 41-81). Dortmund: Verlag modernes Lernen.

5. Atkinson, R.L.; Atkinson, R.C.; Smitz, E.E.; Bem, D.J. & Hoeksema, S.N. (2000). *Hilgard's Introduction to Psychology.* New York: Harcourt College Publishers.

6. Aucouturier, B. & Lapierre, A. (1998). *Symbolik der Bewegung.* München: Ernst-Reinhardt.

7. Bacon, F. (1620/1962). *Neues Organ der Wissenschaften.* Darmstadt: WBG.

8. Baecker, D. & Stollmann, R. (2005). *Wozu Theorie. Über kritische und Systemtheorie.* In: Schulte, C. & Stollmann, R. (Hrsg.). Der Maulwurf kennt kein System. Beiträge zur gemeinsamen Philosophie von Oskar Negt und Alexander Kluge. Bielefeld: Transcript.

9. Balgo, R. (1998). *Bewegung und Wahrnehmung als System. Systemisch-konstruk-tivistische Positio nen in der Psychomotorik.* Schorndof: Hofmann.

10. Bandura, A. (1977). Self-efficiancy. *Psychological Review 84*, 191-215.

11. Bandura, A. (1983). Self efficiancy determinats of anticipated fears and calamities. *Journal of Personality and Social Psychology 45*, 464-469.

12. Bartley, W.W. (1962). *Flucht ins Engagement. Versuch einer Theorie des offenen Geistes*. München: Szczesny Verlag.

13. Beelmann, A. & Schneider, N. (2003). Wirksamkeit von Psychotherapie bei Kindern und Jugendlichen. Eine Übersicht und Metaanalyse zum Bestand und zu Ergebnissen der deutschsprachigen Effektivitätsforschung. *Zeitschrift für klinische Psychologie und Psychotherapie 32*, 129-143.

14. Bierhoff, H. W. (2000). *Sozialpsychologie*. Stuttgart: Kohlhammer. 5. Auflage.

15. Bierhoff, W. & Grau, I. (1999). *Romantische Beziehungen. Bindung, Liebe, Partnerschaft*. Göttingen: Hogrefe.

16. Bondi, R. C. (1999). *Gottes Liebe heilt meine Wunden*. Stuttgart: Edition Anker.

17. Born, M. (1949). *Natural philosophy cause and chance*. Oxford: Clarendon Press.

18. Bowlby, J. (1969). *Attachment and Loss. Vol. 1, Attachment*. London: Hogarth Press and the Istitut of Psycho-Analysis.

19. Brehm, S. S.; Kassin, S. M. & Fein, S. (2002). *Social psychology*. Bosten: Houghton Mifflin.

20. Ciompi, L. (1998). *Affektlogik*. Stuttgart: Verlag Klett-Cotta.

21. Comer, R.J. (2001). *Klinische Psychologie*. Heidelberg: Spektrum.

22. Damasio, A. R. (1995). *Descartes' Irrtum. Fühlen, Denken und das menschliche Gehirn*. München: dtv.

23. Damasio, A. R. (2000). *Ich fühle also bin ich*. München: List.

24. Dederich, M. (2006). Wozu Theorie? *Vierteljahresschrift für Heilpädagogik und ihre Nachbargebiete 75* (2), 99-109.

25. Derrida, J. (1972/2008). *Die Schrift und die Differenz.* Frankfurt a.M.: Suhrkamp.

26. Derrida, J. (1974/1983). *Grammatologie.* Frankfurt a.M.: Suhrkamp.

27. Descartes, R. (1641). *Meditation über die Grundlagen der Philosophie,* Hamburg, Meiner-Ausgabe, 1959.

28. Descartes, R. (1637/1993). *Abhandlung über die Methode des richtigen Vernunftgebrauchs.* Stuttgart: Reclam.

29. Descartes, R. (1641/2006). *Meditation über die Grundlagen der Philosophie.* Wiesbaden: Marix.

30. Dilthey, W. (1894). Ideen über eine beschreibenden und zergliedernde Psychologie. In: *Sitzungsberichte der königlich-preußischen Akademie der Wissenschaften zu Berlin.* 2. Halbband. Berlin.

31. Diltey, W. (1900). Die Entstehung der Hermeneutik. In: Siegwart, C (Ed.). *Philosophische Abhandlungen* (S. 185-202). Tübingen: Verlag Moor, Siebeck. Download unter: ia360920.us.archive.org/1/ items/philosophischeabootbu-oft/philosophischeabootbuoft.pdf

32. Dingler, H. (1931). *Philosophie der Logik und Arithmetik.* München: Ernst-Reinhardt Verlag.

33. Döring, W. & Döring, W. (2003. *Entwicklungssprünge. Psychomotorische Praxis Aucouturier im Dialog mit der Entwicklungsbegleitung Doering.* Bremen: Edition Doering.

34. Drewermann, E. (1988). *Strukturen des Bösen.* Paderborn: Schöningh Verlag.

35. Eckert, A. (2004). Bewegtes Sein – eine körperenergetische Betrachtung psychomotorischer Praxis. In: Köckenberger, H. & Hammer, R. (Hrsg.). *Psychomotorik. Ansätze und Arbeitsfelder.* (S. 128-143). Dortmund: Verlag modernes Lernen.

36. Eggert, D. (2005/2004). *Theorie und Praxis der psychomotorischen Förderung.* Dortmund: modernes Lernen (sechste vollständig überarbeitete und ergänzte Auflage).

37. Eggert, D. (2001). Von der Kritik an der Motometrie zur qualitativen Motodiagnostik. In Fischer, K. & Holland-Moritz, H. (Hrsg.). *Mosaiksteine der Motologie* (S. 29-73). Schorndorf: Hofmann.

38. Eggert, D. (1997). *Von den Stärken ausgehen.* Dortmund: Verlag modernes Lernen.

39. Esser, M.(1995). *Beweggründe. Psychomotorik nach Bernard Aucouturier.* München: Ernst-Reinhardt.

40. Einstein, A. (1916/2002). *Grundzüge der Relativitätstheorie.* Berlin: Springer.

41. Eisenburger-Philippi, M. (1991). *Motologie. Einführung in die theoretischen Grundlagen.* Schorndorf: Hofmann.

42. Ernst, G. (2007). *Einführung in die Erkenntnistheorie.* Darmstadt: WBG.

43. Feyerabend, P. (1984). *Wissenschaft als Kunst.* Frankfurt a.M.: Suhrkamp Verlag.

44. Fischer, H.R. (1992). Zum Ende der großen Entwürfe. In: Fischer, H.R., Retzer, A. & Schweitzer, J. (Hrsg.). *Das Ende der großen Entwürfe* (S. 9-34). Frankfurt a.M.: Suhrkamp Verlag.

45. Fischer, K. (2009). *Einführung in die Psychomotorik.* München: Ernst-Reinhardt-Verlag. Dritte vollständig überarbeitete und ergänzte Auflage.

46. Fischer, K. (2001). *Einführung in die Psychomotorik.* München: Ernst-Reinhardt-Verlag.

47. Fischer, K. (2000). Etablierung der Psychomotorik als Wissenschaftsdisziplin. In: Wendler, M.; Irmischer, T.; Hammer, R. (Red.). *Psychomotorik im Wandel* (S. 27-36.). Lemgo: Akl.

48. Fischer, K. (1996). *Entwicklungstheoretische Perspektiven der Motolgie.* Schorndorf: Karl-Hofmann.

49. Fonagy, P. (2003). *Bindungstheorie und Psychoanalyse.* Stuttgart: Klett-Cotta.

50. Franco, G. & Niemann, H.J. (2009a). Erkenntnis, Ethik und All-tagsdenken Teil 1. *Aufklärung und Kritik 1/2009*, 152-170.

51. Franco, G. & Niemann, H.J. (2009b). Erkenntnis, Ethik und All-tagsdenken Teil 2. *Aufklärung und Kritik 2/2009*, 107-123.

52. Frankl, V.E. (1979/2001). *Der Mensch vor der Frage nach dem Sinn.* München: Piper.

53. Frankl, V.E. (1985/2005). *Ärztliche Seelsorge. Grundlagen der Logotherapie und Existenzanalyse.* Wien: Deuticke. 11. Auflage.

54. Frankl, V. E. (1999). *Theorie und Therapie der Neurosen.* München: UTB.

55. Freud, A. (2002). *Das Ich und seine Abwehrmechanismen.* Frankfurt a.M.: Fischer. 12. Auflage.

56. Frey, G. (1963). Widerspruchlos aussprechbare Antinomien. Logische Bemerkungen über einen Satz der akademischen Skepsis. *Kant-Studien 54*, 166-175).

57. Fürstenau, P. (2001): *Psychoanalytisch verstehen, Systemisch denken, Suggestiv intervenieren.* Stuttgart: Pfeiffer bei Klett-Cotta.

58. Fürstenau, P. (1994): *Entwicklungsförderung durch Therapie: Grundlagen psycho-analytisch-systemischer Psychotherapie.* Stuttgart: Pfeiffer bei Klett- Cotta.

59. Gadamer, H. G. (1975). *Wahrheit und Methode. Grundzüge einer philosophischen Hermeneutik.* Tübingen: Mohr (4. Auflage).

60. Gödel, K. (1931). Über formal unentscheidbare Sätze der Principia Mathematica und verwandter Systeme I. *Monatshefte für Mathematik, 38* (1), 173-198. Download: http://www.springerlink.com/content/p03501kn35215860/.

61. Grawe, K. (2000). *Psychologische Therapie.* Göttingen: Hogrefe.

62. Grün, A. (2007). *Das Gebet und Selbserkenntnis.* Münsterschwarzach: Vier-Türme.

63. Hammer, R. & Köckenberger, H. (2004)(Hrsg.). *Psychomotorik. Ansätze und Arbeitsfelder.* Dortmund: Verlag modernes Lernen.

64. Hammer, R. (2002). Spiel und Bewegung in der psychomotorischen Entwicklungsbegleitung. *Praxis der Psychomotorik* (4), 232-238. Dortmund: Verlag modernes Lernen.

65. Hammer, R. & Paulus, F. (2002). Psychomotorische Familientherapie. Systeme in Bewegung. *Motorik, 25* (1), 13-19.

66. Hammer, R. (2001). *Bewegung allein genügt nicht.* Dortmund: Verlag modernes Lernen.

67. Hammer, R. (1992). Das Ungeheuer von Loch Ness. *Motorik 4* (4) 241-248.

68. Hayes, S. C.; Luoma, J. B.; Bond, F. W.; Masuda, A. & Lillis, J. (2006). Acceptance and commitment therapy: model, process and outcomes. *Behavior Research and Therapy, 44* (1), 1-25.

69. Hegel, G.W.F. (1845/1993). *Phänomenologie des Geistes.* Frankfurt a.M.: Suhrkamp Verlag.

70. Heidegger, M. (1926/2001). *Sein und Zeit.* Tübingen: Max Niemeyer.

71. Heidegger, M. (1929/1998). *Was ist Metaphysik?* Frankfurt a.M.: Klostermann Vittorio Verlag.

72. Heidegger, M. & Jaspers, K. (1992). *Briefwechsel von 1920 bis 1963.* Herausgegeben von Walter Biemel und Hans Saner. München: Piper.

73. Heisenberg, W. (1930/1991). *Physikalische Prinzipien der Quantentheorie.* Heidelberg: Spektrum.

74. Hilbers, M. (2000). Zwischen Irritation und Transformation: Der Paradigmenwechsel und die Psychomotorik. *Motorik 23* (1), 27 - 33.

75. Hill, J.; Fonagy, P.; Safier, A. & Sargent, J. (2003). The Ecology of Attachment in in Family. *Family Process 42,* 205-221.

76. Hölter, G. (2005). Psychomotorik und Psychotherapie. Ähnlichkeiten und Unterschiede. *Motorik 28,* 130-137.

77. Hume, D. (1748). *An Enquiry Concerning Human Understanding.* Deutsche Ausgabe, Richter & Kuhlenkampf, 1984.

78. Husserl, E. (1985). *Die phänomenologische Methode.* Ausgewählte Texte 1. Herausgegeben von Klaus Held. Stuttgart: Reclam.

79. James, W. (1907/1975). *Pragmatism.* Cambridge: Harvard University-Perss.

80. Jantzen, W. (2000). *Rehistorisierende Diagnostik. Verstehende Diagnostik braucht Erklärungswissen.* Forum für Psychomotorik. IBP. Download: www.ibp-psychomotorik.de/forum/artikel2000_home_unten.htm

81. Jaspers, K. (1919/1985). *Psychologie der Weltanschauung.* München: Piper.

82. Jaspers, K. (1978). *Notizen zu Martin Heidegger.* München: Piper.

83. Jessel, H. (2008). *Psychomotorische Gewaltprävention. Ein mehrperspektivischer Ansatz.* Inaugural-Dissertation. Universität Marburg.

84. Jungmann, T. & Reichenbach, C. (2009). *Bindungstheorie und pädagogisches Handeln.* Dortmund: Borgmann.

85. Kanitscheider, B. (2000). Skepsis, Dogmatismus und Aufklärung. *Aufklärung und Kritik (1),* 1-11.

86. Kant, I. (1787/2005). *Kritik der reinen Vernunft.* Paderborn: Voltmedia.

87. Kesper, G. & Hottiger, C. (1992). *Mototherapie bei sensorischen Integrationsstörungen.* München: Ernst-Reinhardt-Verlag.

88. Kierkegaard, S. (1849). *Die Krankheit zum Tode.* Ausgabe von 2007. München: dtv.

89. Kierkegaard, S. (1844). *Der Begriff der Angst.* Ausgabe von 2007. München: dtv.

90. Kierkegaard, S. (1843). *Furcht und Zittern.* Ausgabe von 2007. München: dtv.

91. Kießling, K. (2001). *Psychotherapie als chaotischer Prozess. Unterwegs zu einer post-cartesianischen Psychologie.* Wien: Radius.

92. Kleinknecht, R. & Wüst, E. (1976). *Lehrbuch der elementaren Logik.* Band 1. Aussagenlogik. München: dtv.

93. Knab, E. (2007). *Effektivität in der Psychomotorik.* Unveröffentlichtes Manuskript.

94. Köckenberger, H. (2008). *Vielfalt als Methode.* Dortmund: Borgmann Verlag.

95. König, K. (2001). *Einführung in die psychoanalytische Interventionstechnik.* Stuttgart: Klett-Cotta.

96. Kohut, H. (1981). *Die Heilung des Selbst.* Frankfurt a.M.: Suhrkamp Verlag.

97. Kriz, J. (2005). Von den Grenzen zu den Passungen. *Psychotherapeutenjournal 4* (1), 12-20.

98. Kriz, J. (2004). Methodologische Aspekte von Wissenschaftlichkeit in der Psychotherapieforschung. *Psychotherapie und Sozialwissenschaft 6,* 1, 6-31.

99. Kriz, J. (2003). Gutachten über den Begriff der Wissenschaftlichkeit in der Psychotherapie. *Punktum,* Sonderdruck Mai 2003.

100. Kriz, J. (1981). *Methodenkritik empirischer Sozialforschung.* Stuttgart: Teubner.

101. Kriz, J., Lück, H. & Heidbrink, H. (1990). *Wissenschafts- und Erkenntnistheorie.* Opladen: Leske & Budrich.

102. Krus, A. (2004). *Mut zur Entwicklung.* Schorndorf: Hofmann.

103. Kuhn, T.S. (1976). *Die Struktur wissenschaftlicher Revolutionen.* Frankfurt a.M. Suhrkamp Verlag.

104. Lakatos, I. (1978). *Mathematics, Science and Epistemology.* Philosophical Papers, Vol. 2. Cambridge: Univ. Press.

105. Langer-Bär, H. (2006a). Familie in Bewegung. Ein Projektbereicht über die Verbindung der systemischen Beratung mit Mototherapie. *Praxis der Psychomotorik, 31* (2), 109-116).

106. Lazarus, A. A. (1995). *Praxis der multimodalen Therapie.* Tübingen: dgvt.

107. Lindemann, G. (2005). *Verstehen und Erklären bei Helmuth Plessner.* Download: www2.tu-berlin.de/~soziologie/Tuts/Wp/TUT-S_WP_4_2005.pdf

108. Link, G. (2009). *Was ihr nicht rechnet, glaubt ihr, sei nicht wahr. Logik, Philosophie und Wissenschaft.* Abschlussvorlesung im Seminar für Philosophie, Logik und Wissenschaftstheorie der Fakultät für Philosophie. Download von der Homepage der Maximilian-Universität München 2009.

109. Link, G. (2003). *Mathematische Philosophie heute.* Vortrag auf dem Stegmüller-Symposium 2003. Download von der Homepage der Maximilian-Universität München 2009.

110. Ludwig, K. (2010). Brief an die nächste Generation systemischer Therapeutinnen und Therapeuten. *Zeitschrift für systemische Therapie und Beratung 28* (1), 20-25.

111. Luhmann, N. (1992). Operationale Geschlosseheit psychischer und sozialer Systeme. In: Fischer, H.R.; Retzer, A. & Schweitzer, J. (Hrsg.). *Das Ende der großen Entwürfe,* S. 117-131. Frankfurt a.m.: Suhrkamp Verlag.

112. Luhmann, N. (1987). *Soziale Systeme. Grundriß einer allgemeinen Theorie.* Frankfurt a.M.: Suhrkamp.

113. Luhmann, N. (1971). Sinn als Grundbegriff der Soziologie. In: Habermas, J. & Luhmann, N.. *Theorie der Gesellschaft oder Sozialtechnologie* (S. 25-100). Frankfurt a.M.: Suhrkamp.

114. Luhmann, N. (1971a). Systemtheoretische Argumentationen. Eine Entgegnung auf Jürgen Habermas. In: Habermas, J. & Luhmann, N.. *Theorie der Gesellschaft oder Sozialtechnologie* (S. 291-404). Frankfurt a.M.: Suhrkamp.

115. Margraf, J. (2003). *Lehrbuch der Verhaltenstherapie 1.* Hamburg: Springer.

116. Mattner, D. (1985). Angewandte Motologie als ganzheitliche Therapie. *Motorik, 8,* 67-72.

117. Mattner, D. (1987). Zum Problem der Ganzheitlichkeit innerhalb der Motologie. *Motorik, 10*, 19- 29.

118. Mattner, D. (1989). *Zur Dialektik des gelebten Leibs*. Dortmund: Verlag modernes Lernen.

119. Maturana, H. R. (2000): *Biologie der Realität*. Frankfurt a. M.: Suhrkamp.

120. Maturana, H. R. & Varela, F. J. (1987). *Der Baum der Erkenntnis. Die biologischen Wurzeln des menschlichen Erkennens*. München: Goldmann.

121. Menne, A. (1966). *Einführung in die Logik*. Bern und München: Francke Verlag.

122. Merleau-Ponty, M. (1966). *Phänomenologie der Wahrnehmung*. Berlin: Walter de Gruyter & Co.

123. Miller, S.; Hubble, M. & Duncan, B.L. (2001)(Hrsg.). *So wirkt Psychotherapie. Empirische Ergebnisse und praktische Folgerungen*. Dortmund: Verlag modernes Lernen.

124. Mücke, K. (2003). *Probleme sind Lösungen*. Potsdam: Systemeverlaag.

125. Müller, H. P. (2005). Wozu Theorie. In Neidhardt, F. (Hrsg.) *Logik — Soziologik*. Berlin: Philosophische Fakultät der Humbold-Universität.

126. Nietzsche, F. (1878). *Menschliches - Allzumenschliches. Ein Buch für freie Geister*. Parklandausgabe von 1999. Herausgegeben von Alexander Ulfig. Köln: Verlag Parkland.

127. Nietzsche, F. (1883). *Also sprach Zarathusstra. Ein Buch für Alle und Keinen*. Parklandausgabe von 1999. Herausgegeben von Alexander Ulfig. Köln: Verlag Parkland.

128. Nietzsche, F. (1886). *Jenseits von Gut und Böse*. Parklandausgabe von 1999 Herausgegeben von Alexander Ulfig. Köln: Verlag Parkland.

129. Ogles, B.M; Anderson, T & Lunnen, K.M. (2001). Der Beitrag von Modellen und Techniken. Widersprüchliches zwischen professionellen Trends und klinischer Forschung. In Miller, S.; Hubble, M.

& Duncan, B.L. (Hrsg.). *So wirkt Psychotherapie. Empirische Ergebnisse und praktische Folgerungen* (S. 221-252). Dortmund: Verlag modernes Lernen.

130. Orange, D. (2004). *Emotionales Verständnis und Intersubjektivität.* Frankfurt a. M.: Brandes & Apsel.

131. Orange, D. et al. (2001). *Intersubjektivität in der Psychoanalyse.* Frankfurt a. M.: Brandes & Apsel.

132. Passolt, M. (2009). Nicht veröffentlichter Leserbrief zum Grundlagenartikel von Jürgen Seewald. http://www.ibp-psychomotorik.de-/forum/index.php?-topic=379.0

133. Passolt, M. & Pinter-Teiss, V. (2003). *Ich habe eine Idee. Psychomotorische Praxis planen, gestalten, reflektieren.* Dortmund: modernes Lernen.

134. Pawlow, J.P. (1911). Naturwissenschaft und Gehirn. *Monatsschrift Kinderheilkunde 11* (1), 345-356. Download: www.springerlink.com/content/ p653um64134v2828/fulltext.pdf.

135. Peirce, C. S. (1991). *Schriften zum Pragmatismus und Pragmatizismus.* Frankfurt a.M.: Suhrkamp.

136. Philippi-Eisenburger, M. (1991). *Motologie. Einführung in die theoretischen Grundlagen.* Schorndorf: Hofmann.

137. Plessner, H. (1975). *Die Stufen des Organischen und der Mensch.* Berlin: de Gryter.

138. Pohl, W. (1999). Wissenschaftlicher Realismus, das Ende der Metaphysik und die Aufklärung. *Aufklärung und Kritik 2*, 55-67.

139. Popper, K. (2000). *Lesebuch. Ausgewählte Texte zur Erkenntnistheorie, Philosophie der Naturwissenschaften, Metaphysik, Sozialphilosophie.* München: UTB.

140. Popper, K. (1994). *Vermutung und Widerlegung. Das Wachstum der wissenschaftlichen Erkenntnis.* Tübingen: Siebeck. Studienausgabe von 2000.

141. Popper, K. (1994a). Die Wege der Wahrheit. *Aufklärung und Kritik 2*, 38-54.

142. Popper, K. (1984). *Objektive Erkenntnis. Ein Evolutionärer Entwurf*. Hamburg: Hoffmann & Campe. Vierte Auflage.

143. Popper, K. (1934/1994). *Logik der Forschung*. Tübingen: Mohr (Siebeck).

144. Power, M., J. (2007). The multistory Self: We the self is more than the sum of its autoparts. *Journal of clinical psychology 63*, 187-198.

145. Prigogine, I. (1998). *Die Gesetze des Chaos*. Frankfurt a.M.: Inselverlag.

146. Prohl, R. & Scheid, V. (1990). Das Ganze und seine Teile. Ein Beitrag zur Relativierung der Erklären/Verstehen-Kontroverse in der Motologie. *Motorik 13* (2), 338-362.

147. Reichenbach, C. (2010). *Psychomotorik*. Ernst-Reinhardt.

148. Reichenbach, C. (2006). *Bewegungsdiagnostik in Theorie und Praxis*. Dortmund: Borgmann.

149. Reinecke, W. (1991). Motopädagogik im Widerstreit. Ganzheitsanspruch zwischen Obskurantismus und Fliegenbeinzählerei. *Behindertenpädagogik 32* (3), 254-263.

150. Reinecker, H. (2005). *Grundlagen der Verhaltenstherapie*. Weinheim: Beltz. 3. Auflage.

151. Retzer, A. (2004). *Systemische Familientherapie der Psychosen*. Göttingen: Hogrefe.

152. Richter, J. (2010). Ist Psychomotorik wirklich wirkungslos. *Zeitschrift für Heilpädagogik 61*, 378-387.

153. Richter, J.; Langer-Bär, H. & Heitkötter, T. (2010). Mal anders beraten. Systemische Beratung psychomotorisch. In: Wienalds, A. (Hrsg.). *System und Körper. Kreative Methoden in der systemischen Therapie*, Band 2 (S. 38-63). Berlin.

154. Richter, J. & Heitkötter, T. (2006). Theorie einer Psychomotorischen Beratung mit der Familie. Entwicklungslinien und Perspektiven einer familienpsychomotorischen Idee. *Praxis der Psychomotorik, 30* (1), 4-13.

155. Richter, J. & Heitkötter, T. (2006a). Die drei Phasen einer psycho-motorischen Familienberatung. *Praxis der Psychomotorik, 31* (2), 87-97.

156. Richter, J. (2004a). Zur Methodenvielfalt in der Psychomotorik. Die Notwendigkeit eklektizistisch vorzugehen. *Praxis der Psychomotorik 28* (3),176-184.

157. Roth, G. (2007). *Fühlen, Denken, Handeln*. Frankfurt a.m.: Suhrkamp. 4. Auflage.

158. Rotter, J. B. (1966). Generalized expectancies of internal versus external control of reinforcement. *Psychological Monographs 80, whole No. 609.*

159. Sartre, J. P. (1943). *Das Sein und das Nichts. Versuch einer phänomeno-logischen Ontologie*. Reinbeck: Rowohlt. Auflage von 1980.

160. Schilling, F. (1984). *Grundkonzeption der Mototherapie*. Vortrag beim 12. internationalen Herbstseminar-Kongress für Sozialpädiatrie. unveröff.Man.

161. Schilling, F. (1986). Ansätze zu einer Konzeption der Mototherapie. *Motorik 9*, 59-67.

162. Schilling, F. (1988). Festrede anlässlich einer Feierstunde zum 15jährigen Bestehen des Diplom-Aufbaustudiengangs Motologie. *Motorik 21*, 102-110.

163. Schlippe, A. v. & Schweitzer, J. (2006). *Lehrbuch der systemischen Therapie und Beratung II*. Göttingen: Vandenhoeck & Ruprecht.

164. Schlippe, A. v. & Schweitzer, J. (1997). *Lehrbuch der systemischen Therapie und Beratung*. Göttingen: Vandenhoeck & Ruprecht.

165. Schmidt, G. (1997). *Grundlagen der ericksonschen Hypnotherapie*. Auditorium-Verlag.

166. Schmidt, G. (1994). *Zusammenhang von Lösung und Problem in der ericksonschen systemischen Therapie*. Auditorium-Verlag.

167. Schmidt-Salomon, M. (2009). *Jenseits von Gut und Böse. Warum wir ohne Moral die besseren Menschen sind*. München: Pendo-Verlag.

168. Schmidt-Salomon, M. (1996). *Erkenntnis aus Engagement. Grundlagen zu einer Theorie der Neomoderne*. Aschaffenburg: Alibri.

169. Schmitz, H. (1989). *Leib und Gefühl. Materialien zu einer philosophischen Therapeutik*. Paderborn: Junfermann.

170. Schmitz, H. (1986). Phänomenologie der Leiblichkeit. In: Petzhold, H. (Hrsg.). *Leiblichkeit. philosophische, gesellschaftliche und therapeutische Perspektiven* (S. 71-106). Paderborn: Junfermann.

171. Schröder, J. (2008). *Der flexible Mensch und sein Leib*. Inaugural-Dissertation am Fachbereich Erziehungswissenschaften. Marburg: Philipps-Universität.

172. Schulz von Thun, F. (2001). *Miteinander reden 1*. Störungen und Klärungen. Reinbeck: Rowohlt.

173. Schulz von Thun, F. (2001a). *Miteinander reden 3*. Das innere Theam und situationsgerechte Kommunikation. Reinbeck: Rowohlt.

174. Schumacher, B. (1997). *Die Balance der Unterscheidung. Zur Form systemischer Beratung und Supervision*. Heidelberg: Carl-Auer.

175. Schwartländer, J. (1974). Stichwort Verantwortung. In: Krings, H.; Baumgartner, M. & Wild, C. (Hrsg.). *Handbuch philosophischer Grundbegriffe*. München: Kösel.

176. Seewald, J. (2009a). Antwort auf den Leserbrief von Michael Passolt zum Grundlagenartikel von Jürgen Seewald. www.ibp-psychomotorik.de/ forum/index.php?topic=379.0

177. Seewald, J. (2009). Wann ist ein Ansatz ein Ansatz. Über Kriterien für psychomotorische Ansätze. *Praxis der Psychomotorik 34* (1), 31-34.

178. Seewald, J. (2008). Entwicklungsförderung als neues Paradigma der Sportpädagogik? *Sportwissenschaft* (2), 149-167.

179. Seewald, J. (2007). *Der verstehende Ansatz in Psychomotorik und Motologie*. München: Reinhardt.

180. Seewald, J. (2005). Gesundheitsförderung als neues Paradigma der Motologie? In: Fischer, K.; Knab, E. & Behrens, M. (Red.). *Bewegung in Bildung und Gesundheit. Fünzig Jahre Psychomotorik in Deutschland*. Lemgo: akl.

181. Seewald, J. (2001). Die Verstehen-Erklären-Kontroverse in der Motologie. In: Fischer, K. & Holland-Moritz, H. (Red.). *Mosaiksteine der Motologie* (S. 147-161). Schorndorf: Hofmann.

182. Seewald, J. (2000). Von Elefanten, U-Booten und blinden Wanderern. Systemisch- konstruktivistischer und verstehender Ansatz im Dialog. *Praxis der Psychomotorik 25* (3), 132-136.

183. Seewald, J. (1996). Perspektiven der Motologie (?). In: Amft, S. & Seewald J. (Hrsg.): *Perspektiven der Motologie.* (S. 238 – 256). Schorndorf: Hofmann.

184. Seewald, J. (1992). Vorläufiges zu einer 'Verstehenden Motologie'. *Motorik 15* (4), 204-221.

185. Seewald, J. (1992). *Leib und Symbol. Ein sinnverstehender Zugang zur kindlichen Entwicklung.* München: Wilhelm Fink Verlag.

186. Seewald, J. (1991). Von der Psychomotorik zur Motologie. Über den Prozess der Verwissenschaftlicheung einer Meisterlehre. *Motorik, 14* (1), 3-16.

187. Seifert-Karb, I. (2006). Solang der Schlüssel noch von außen steckt. Psychoanalytische Familientherapie eins sechs Monate alten Säuglings und seiner Eltern. *Psychoanalytische Familientherapie 12* (1), 51-76.

188. Simon, F. & König, K. (2001). *Zwischen Couch und Einwegspiegel. Systemisches für Psychoanalytiker. Psychoanalytisches für Systemiker.* Heidelberg: Carl-Auer.

189. Singer, W. (2007). *Der Beobachter im Gehirn.* Frankfurt a.M.: Suhrkamp. 2. Auflage.

190. Stegmüller, W. (1969). *Metaphysik, Skepsis, Wissenschaft.* Heidelberg: Springer.

191. Stehn, M. & Eggert, D. (1987). Ganzheitlichkeit. Zur Verwendung gestalt- und ganzheitspsychologischer Konzepte in der Psychomotorik. *Motorik, 10*, 4-18.

192. Tallman, K. & Bohart, A.C. (2001). Gemeinsamer Faktor Klientin. Selbst-Heilerin. In Miller, S.; Hubble, M. & Duncan, B.L. (Hrsg.). *So*

wirkt Psychotherapie. Empirische Ergebnisse und praktische Folgerungen (S. 85-136). Dortmund: Verlag modernes Lernen.

193. Tarsky, A. (1943). The semantic conception of truth. *Philosopy and Phenomenological Research 4,* 341-376.

194. Vattimo, G. (1992). Die Rekonstruktion hermeneutischer Rationalität. In: Fischer, H.R.; Retzer, A. & Schweitzer, J. (Hrsg.). *Das Ende der großen Entwürfe* (S. 56-71). Frankfurt a.M.: Suhrkamp Verlag.

195. Vetter, M. (2003). Handlungstheorie als integratives Modell für die Psychomotorik. *Motorik, 2,* 55-66.

196. von Förster, H. (1993). *KybernEthik.* Berlin. Merve.

197. von Förster, H. (1998) *Wahrheit ist die Erfindung eines Lügners.* Heidelberg: Carl-Auer.

198. von Glasersfeld, E. (2008). *Radikaler Konstruktivismus: Ideen, Ergebnisse, Probleme.* Frankfurt a.M.: Suhrkamp.

199. von Sydow, K. (2002). Systemic attachment theoryand therapeutic practice: A proposal. *Clinical Psychology and Psychotherapy 9* (2). 77-90.

200. Waldenfels, B. (2000). *Das leibliche Selbst.* Frankfurt a.M.. Suhrkamp.

201. Warnach, V. (1971)(Hrsg.). *Hermeneutik als Weg heutiger Wissenschaften.* Salzburg: Anton Pustet.

202. Watzlawick, P. (2006). *Die erfundene Wirklichkeit.* München: Piper.

203. Weber, G.; Schmidt, G. & Simon, F. (2005). *Aufstellungsarbeit revisted ... nach Hellinger.* Heidelberg: Carl-Auer Verlag.

204. Welsch, W. (1992). Topoi der Postmoderne. In: Fischer, H.R., Retzer, A. & Schweitzer, J. (Hrsg.). *Das Ende der großen Entwürfe* (S. 35-55). Frankfurt a.M.: Suhrkamp Verlag.

205. Welter-Enderlin, R. & Hildenbrand, B. (1997). *Systemische Therapie als Begegnung.* Stuttgart: Klett-Kotta.

206. Wiltschko, J. & Gendlin, E. (2007). *Dort, wo die Sprache aufhört, wohnen wir wirklich. Über die Praxis körperbezogenen Philosophierens.* Skript. Erschienen als: Wiltschko, J. (Hrsg.)(2008). Focusing und Philosophie. Eugen Gendlin über die Praxis körperbezogenen Philosophierens. Wien: Facultas.

207. Wittgenstein, L. (1921/2003). *Tractatus logico-philosophicus – logisch philosophische Abhandlung.* Frankfurt a.M.: Suhrkamp.

208. Zimmer, R. (2001). *Handbuch der Psychomotorik. Theorie und Praxis der psychomotorischen Förderung von Kindern.* Freiburg: Herder.